黄永生教授临证经验集

主审：黄永生

主编：牟宗毅　靳宏光

 吉林大学出版社

·长春·

图书在版编目（CIP）数据

黄永生教授临证经验集/牟宗毅，靳宏光主编. —
长春：吉林大学出版社，2023.10

　ISBN 978-7-5768-2366-0

　Ⅰ.①黄… Ⅱ.①牟… ②靳… Ⅲ.①中医临床–经
验–中国–现代 Ⅳ.①R249.7

中国国家版本馆 CIP 数据核字（2023）第 217923 号

书　　名	黄永生教授临证经验集
	HUANG YONGSHENG JIAOSHOU LINZHENG JINGYAN JI
作　　者	牟宗毅　靳宏光
策划编辑	李承章
责任编辑	路明衢
责任校对	刘守秀
装帧设计	刘　丹
出版发行	吉林大学出版社
社　　址	长春市人民大街 4059 号
邮　　编	130021
发行电话	0431–89580036/58
网　　址	http://www.jlup.com.cn
电子邮箱	jldxcbs@sina.com
印　　刷	广东虎彩云印刷有限公司
开　　本	787mm×1092mm　1/16
印　　张	15.75
字　　数	200 千字
版　　次	2024 年 5 月第 1 版
印　　次	2024 年 5 月第 1 次
书　　号	ISBN 978-7-5768-2366-0
定　　价	68.00 元

编 委 会

序

　　牟宗毅、靳宏光两位师弟将《黄永生教授临证经验集》书稿转给我阅读，并邀请我作序。翻阅这本书，内心十分激动，我仿佛又回到了老师身边跟诊的时光。本书凝结了老师的学术思想和临床经验，记载了老师对于心病科胸痹心痛、心悸、心衰和眩晕四种常见病、多发病的深刻剖析，记载了弟子们对于老师学术思想及观点的理解与阐释，记载了针对这些疾病所开展的相关临床及实验研究，全面真实地记录了黄老师临床医案并进行了医案赏析，完整呈现了黄老师学术思想在临床中的运用。

　　我是2001年成为黄老师学生的，跟随老师二十年，始终牢记老师的教诲，严格按照黄老师一丝不苟、治病救人的要求为患者服务。黄老师常说：中医的发展在学术，学术的基础在临床，临床的关键在疗效。黄老师一直奋斗在临床的第一线，主攻心病，亦擅内科杂症，首创"先天伏寒"理论，搭建了多种疾病的共治平台；提出"瘀能化水"创新理论，开创了中医药治疗冠心病及支架植入术后综合征的新思路；首创急性心肌梗死中医药抢救常规新方案；针对病毒性心肌炎研制的"芪冬颐心口服液"填补了国内空白；研制"止血散"成功抢救了急性出血性疾病；研制"止呃通幽汤"联合"益胃通阻散"救治重症梗阻性疾病；研制"紫癜胶囊"治疗血小板减少性紫癜；研制"降浊散"治疗尿毒症患者；创制了"割治法"治疗顽固性偏头痛。

　　作为首届全国名中医、全国老中医药专家学术经验继承指导教师，黄老师毫无保留地将自己的临床经验和学术思想传授给学生。黄老师言传身教，通过自己真实的临床案例，让同学们看到切实的临床疗效，为学生们树立了"中医药与人类共存"的坚定信念，指导学生认真研读经典，深入研究经方，反复临床验证，带出了一批批中医的中坚力量。

　　作为黄老师的学生，我希望通过本书，使广大读者进一步了解博大精深的中医药文化，尽最大的努力把黄老师的学术思想和临床经验传承好、发扬好，以造福广大民众。

郭家娟

目　录

第一章　胸痹心痛

1. 先生阐述

1.1　理论基础

冠状动脉粥样硬化性心脏病对应中医学"胸痹心痛"。胸痹心痛是由于心脉挛急或滞塞引起的，以膻中部位及左胸膺部疼痛为主症的一类病证。轻者仅感胸闷如窒，呼吸欠畅；重者突然疼痛如刺、如灼及如绞，面色苍白，大汗淋漓，四肢不温。本病的病因病机为"阳微阴弦"，即胸阳不足、阴邪搏结所致，为本虚标实之证。

冠心病心绞痛的主要临床表现是前胸阵发性、压榨性疼痛，可伴有其他症状，疼痛主要位于胸骨后部，可放射至心前区与左上肢，劳动或情绪激动时常发生，根据其临床表现可将冠心病心绞痛归类为中医学中的胸痹心痛范畴。根据《金匮要略·胸痹心痛短气病脉证治第九》中"夫脉当取之太过不及，阳微阴弦即胸痹而痛，所以然者，责其极虚也，今阳虚知在上焦，所以胸痹心痛者，以其阴弦故也"，可知胸痹心痛的病机为"阳微阴弦"，即心阳不足，阴邪内结，是本虚标实之证。所以，在治疗上应该采取补虚泻实之法。

冠心病是冠状动脉粥样硬化性心脏病的简称。临床上西医治疗冠心病治标不治本，不良反应大，对于很多需要心脏搭桥技术的患者而言费用较高。中医中药防治冠心病是很多患者不错的选择，不良反应小，成本低，并能减少并发症。冠心病在临床上的病因病机分为气血阴阳虚证、阳虚气滞证、肝气郁结证、痰瘀互结证及寒热错杂证等证候，将辨病和辨证有机结合，对证用药，效果十分显著。

人是一个有机的整体，一脏有病必然会影响他脏，相互传变，相互影响，临床上大部分患者虽以心脏不舒服来就诊，但不可以只治疗心脏。《金匮要略》言"见肝之病，知肝传脾，当先实脾"，表明了已病防传，虚实异治的治疗标准。冠心病的病机有多种，在临床上必须谨记"治病必求于本""病证结合"这两点，才能抓住冠心病的关键病机，同时用药期间必须加固胃气之药，最后根据病情变化情况，随症加减。该病逐渐好转，结束治疗时应用收尾方来稳固并结尾。

早在清代，伏邪理论即被提出。刘吉人在《伏邪新书》云："……感六淫而不即病，过后发病者，总谓之曰伏邪，已发者治不得法，病情隐伏，亦谓之曰伏邪。有初感治不得法，正气内伤，……后仍作者，亦谓之曰伏邪。有已治愈，而未能除尽病根，遗邪内伏，后又复发，亦谓之曰伏邪。"任继学教授在《伏邪探微》中论述冠心病的发病归于邪毒伏于心脉，复受其他因素影响而复发。伏邪的产生与以下几点因素有关：一为中轴有伤，升降失常，久之毒邪内生。二是情志失调，气机不畅，五脏失和，气血循环不利，津液运行受阻，痰瘀此生化毒，伏于心脏。三是先天禀赋不足，邪伏心脉，因外感、情志等其他因素造成心内外之经络阻滞，心不得精血滋润，发为心绞痛。黄永生教授在对冠心病患者治疗中总结发现，冠心病先天伏寒证患者除有胸痛或憋闷外，其顽固性足凉或手足凉比较明显。其症状演变有规律可循，女性患者从月经来潮（14岁左右）即有痛经，足凉或手足凉；男性患者从二八（16岁左右）出现足凉或手足凉，少腹疼痛或遗尿，至35岁（女）或40岁（男）前，即出现胃疼，胃胀，纳呆，恶冷食，或反酸，嗳气。至49岁（女）或64岁（男）前即出现心绞痛症状。探究这一规律，基本符合《素问·上古天真论》中"女子二七……五七……七七；丈夫二八……五八……八八……"这样一个生理病理规律，从而认识到该类疾病证候的本质乃脾肾气虚、寒伏于内。伏寒随着年龄渐增，逐步损伤阳气，因"寒能伤阳"，同时其外在还"穿着两层外衣"，其一是口干、心烦之热象，其二为胸胁胀痛，善太息的肝郁气滞表现，并兼有疲乏、气短和脉虚的气虚主症及手足凉、腰膝酸软和小便清长的脾肾阳虚主症，尤其是足凉表现贯穿疾病始终。而口干、心烦之热象，是阴寒于下，阳浮于上，阳不归阴所致，即离在坎上，少火变成了壮火，"壮火食气""阴火上冲"的表现。黄永生教授基于"母为基，父为楯"之理，提出"男女媾精，阳气不足，寒伏于内"假说，根据禀赋体质可理解为"伏寒体质"。伏寒体质不同于阳虚体质，其源于先天，在年轻时显症不明显，隐症多见。"手足不温"为贯彻始终的特征。运用"伏寒"理论可治疗临床多种疾病。侯氏对64例"伏寒"致原发性痛经患者进行观察，治疗组（口服中药）与对照组（口服西药）进行对比，但治疗组在远期止痛效果与改善症状及远期疗效方面高于对照组，两组均可以明显缓解疼痛。黄永生教授认为子宫内膜异位患者早期无明显表现或者因症状表现为痛经、盆腔痛等被忽视，随时间推移而发病为子宫内膜异位症，与"伏邪"致病特点"隐匿性"与"渐进性"类似，而子宫内膜异位患者中经常出现手足厥冷、得温痛减等症状，认为子宫内膜异位症疾病的发生发展与"伏邪""伏寒"相关联。

导师黄永生教授根据临床流行病学调查结果并参照中国中西医结合学会心血管分会制定的《冠心病中医辨证标准》，国家药品监督管理局颁布的《中药新药临床研究指导原则》等文献制定了"冠心病先天伏寒证"诊断标准，现分述如下。主症：胸痛，胸闷；次症：足凉或手足凉，疲乏，善太息，口干，心烦，气短，背痛，胃痛或胀，恶冷喜热食，纳差，失眠。舌脉：舌淡隐青或舌尖红体暗，苔薄白，脉沉弱或沉弦细弱。症候特点：女性患者从月经来潮，14岁左右，出现痛经，足凉或手足凉，男性患者从二八，16岁左右出现足凉或手足凉，少腹疼痛或遗尿。女性至35岁或男性40岁前，即出现胃痛、胃胀、纳呆和恶冷食，或反酸、嗳气。至女性49岁或男性64岁前即出现心系症状。诊断：主症、症候特点必备，次症兼具2项以上，结合舌象、脉象，即可诊断。治疗上以温肾助阳为主，同时配以辛开苦降，引阳归阴，即反佐法，使壮火回归少火，离寄坎下，则少火生气；佐以补益中气，助运脾肾。首创伏寒方，全方由二仙汤加砂仁、黄芪、白术、枳壳、青皮、干姜、清半夏及白豆蔻组成，方中二仙汤可以温肾阳、补肾精、泻相火和调冲任。该方温和而不燥，其中知母、黄柏清泄肾火，具有苦降之功；砂仁、清半夏醒脾开胃，具有辛开之效；黄芪、白术、干姜和白豆蔻补益中气；枳壳、青皮理气行滞而止痛。全方温而不燥，寒而不滞，补而不腻，使"阳得阴助而生化无穷，阴得阳助而泉源不竭"，共奏平阴阳，调寒热，补冲任，养肝肾，阴阳调和而痛自止之功效。

已有证据表明，基于"先天伏寒"病因学说治疗冠心病心绞痛，临床疗效确切，其能够明显改善心绞痛病人的主要症状，同时改善手足凉、心烦和善太息等症状，具有一定的优势。"先天伏寒"作为一种病因学说，不仅适用于冠心病的发病过程，由于后天环境的影响，不同个体则表现为不同的疾病过程。寒为阴邪，易伤阳气，阻遏气机，引发伏痰、伏瘀、伏毒等逐渐产生，形成不同病理基础和疾病特征。但其本质是"先天伏寒"这一始动因素，个体从健康发展至亚健康，以至于发展到高脂血症、动脉粥样硬化、高血压、冠心病、中风、糖尿病、胃炎、肝炎、肿瘤、妇科病和皮肤病等临床多种疾病，在这个漫长的演变过程中，"先天伏寒"共性不变。因此，发现了"先天伏寒"疾病特征，就相当于搭建了一个治疗共性的平台。这就是中医的灵魂所在，即"治病必求于本"，万病万变既皆本于阴阳，而病机、药性、脉息和论治则最切于此，故凡治病者在必求于本，或本于阴，或本于阳，求得其本，然后可以施治，正如淮南子曰："所以贵扁鹊者，知病之所从生也。所以，贵圣人者，知乱之所由起也。"在这样一个"本"的平台上，针对先天伏寒的疾病本质进行辨证用药，既解决了疾病的主要矛盾"本"，即先天伏寒证候，又兼顾到不同疾病的次要矛盾，即"标"，也就是具体疾病的个性表现。如冠心病心绞痛是心血管系统的常见病，属于中医的"胸痹""心痛"范畴，现代中医认为其病机多属本虚标实，陈可冀院士认为血瘀贯穿冠心病的整个病程，而血瘀的形成，与"先天伏寒"有密切的关系，在人体形成之初，"男女媾精，阳气不足，寒伏于内"，造成了先天伏寒的存在，而寒邪阻遏阳气，气机不畅，造成了寒凝血瘀病理基础的形成，故先天伏寒病因是冠心病发病的始动因素，先天伏寒不去，病情缠绵难愈。因此，在活血化瘀的同时，针对伏寒病因进行处方用药，通过临床观察发现疗效可明显提高。

导师认为先天伏寒证的病机关键是"气（阳）虚气滞、寒热错杂"。患者在疾病的漫长病理过程中，阴寒伏于下，寒邪日久损伤阳气，会出现足凉、疲乏等症状，久则脾肾气（阳）虚，阴乘阳位，致使阳不归阴，虚阳上越，而成阴火上冲之势，从而会出现口干、心烦等症状，阴阳异位，气机不畅，会出现善太息、胁肋胀痛等症状，在女子五七、男子五八时由于阳气渐亏，后天之本失于濡养温化，脾失健运，会出现胃胀、恶冷喜热、胃痛等症状。在女子"七七"、男子"八八"时因阳气逐渐衰竭，在外界因素影响和内在病理基础的共同作用下，临床上会出现各种疾病的特异性症状。但其病机的关键本质均可归为"气（阳）虚气滞、寒热错杂"。

"先天伏寒"是以伏寒之邪为病因的"虚实夹杂，寒热错杂"证候，将其病机关键总结为"气（阳）虚气滞、寒热错杂"，充分体现了中医在诊疗疾病时，面对具体临床问题时因证组合的灵活性和复杂性。同时，"先天伏寒"作为不同疾病的共性存在，已形成具有指导性的临床诊疗规范，值得深入挖掘阐释。

辨证论治是中医学的基本特点，而辨证的关键和难点在于如何从纷繁复杂的临床症状中快速准确识别并提取所需的症状并将其组合成证候，从而准确地分析病机，也就是各位临床大家反复强调的"抓主症，识病机"。对于"先天伏寒"这一具体证候而言，患者从亚健康状态逐步发展到出现临床各种疾病的漫长动态过程中，由于受到生活状况、环境因素等多方面的影响，伏寒可以在一定的情况下引发气滞、伏痰和伏瘀等多种致病因素逐渐产生，在这个过程中，"气（阳）虚气滞，寒热错杂"的证候特点逐渐形成并稳定出现，导师称其为"先天伏寒"证候。具体到单个患者前来就诊时，根据疾病发展阶段的不同可表现为"先天伏寒兼血瘀证""先天伏寒兼痰瘀证"等不同的证候。

先天伏寒为病，由于邪存于虚处，经过漫长的病程发展，致使气滞、血瘀、痰浊和水饮等后天致病邪气逐渐产生，从而形成了同一疾病在先天伏寒的共性中存在不同的个性。其病理表现为病位深，病情重，病程长，不易察觉，难于治愈，并且具有正气多虚、脏腑多损及反复发作等特点。这些特点使得患者的临床表现错综复杂。因此，在治疗上也具有其独特之处，其一，首要任务以温补脾肾之阳为主，同时补益中气，对于先天伏寒的患者在治疗上，最为关键的是要解决足凉，足凉症状一除，其余诸症皆愈；其二，辛开苦降，引阳归阴，通过反佐之法，可使上浮之离火降于坎下，从而恢复少火生气的生理状态；其三，治疗时疏肝理气之法要贯彻始终，针对不同的兼见证候，在临证时给予相应的化痰、祛瘀、利水之法。如果在临证的时候辨不清疾病的本质，分不清主次，寒热混淆，阴阳不分，治疗效果必定不会如意。

因此，在对疾病的临床诊治实践中只有充分认识到"先天伏寒"致病的理论意义，通过审因施治，在纠正不同个性偏差的同时，抓住先天伏寒致病的病因本质，治疗时才能一击中的，这对于提高疾病疗效，防治疾病，调节身体机能及病后康复等各个领域均具有重要作用。

以上即为黄师对"先天伏寒"理论在冠心病辨治中的应用阐述。同样，痰、瘀作为病理产物的同时，其也是重要的致病因素，二者在冠心病的形成和发展中同样发挥着重要的作用。

黄永生教授认为，冠心病系本虚标实之病，痰浊、血瘀既是冠心病发生的始动环节，同时也存在于冠心病发展过程的各个环节，是稳定期患者的基础病理状态。痰浊凝滞、瘀血互结是冠心病发病的关键，"痰瘀同病"，痰浊内阻，气机运行不畅，日久血行阻滞则成瘀，可见痰、瘀之间是相互影响的。痰浊与瘀血，一方面，痰浊留滞于血脉可致血瘀，正如《医学正传》所说："津液稠黏，为痰为饮，积久渗入脉中，血为之浊"。另一方面，血脉中之瘀亦可致痰，如《诸病源候论·诸痰候》云："诸痰者，此由血脉壅塞，饮水积聚而不消散，故成痰也"。《血证论》云："瘀血即久，亦能化为痰水。"综上，血中之痰不是单纯之痰浊，而是痰与瘀的混合物，是造成痰瘀胶结的初期阶段，这也阐明了瘀血日久可化痰的病理过程。这种病理过程进一步发展，痰阻脉中，血因痰凝，滞而成瘀，终致痰瘀胶结，附于血脉，使脉体受损，气血运行不畅，同时脉体得不到气血的温煦濡养，胶结愈重，愈发坚固，这种痰浊与瘀血相互胶结所形成的坚固病理产物就是现代医学中的冠状动脉粥样斑块。

黄永生教授通过对多年临床治疗冠心病及相关疾病病案的回顾，在前人研究的基础上，结合临床实践，认为冠心病的治疗重点为斑块的逆转和消退。黄师认为冠心病的主要病位在心、脾胃和血脉，其病机在于脏腑功能失调，气血津液输布障碍，以致痰瘀胶结于脉中。治疗上，在冠状动脉粥样斑块形成前，通过调整脏腑功能，使气血津液畅通，就可抑制斑块的形成。对于已形成的冠状动脉粥样斑块，黄师认为其是痰浊、瘀血胶结于血脉经络之内的坚固有形物质，只有交替采取活血化瘀之"化"法，软坚化痰、行气散结之"清"法，"化—清—化—清—化—……"，循环往复，逐渐使脉体内胶结的有形物质由瘀转化为痰，进而化为水，排出体外，恢复血脉的通畅，从而截断冠心病、心肌梗死、脑梗死等缺血性心脑血管疾病的发病过程。在治疗思路上主要秉持着"清""化"交替的动态治疗原则，"清"是指清泄荡涤浊水，使痰浊之邪转化成水随身体代谢排出；"化"是指软化消散斑块，以化瘀成水，排出体外，最终保持血脉的通畅，达到治疗疾病的目的。由此，形成了"瘀能化水"的学术思想。

1.2 临床常见证型

(1)阴虚气滞证

黄永生教授认为，过用咸食，咸能胜血，或者房劳过度，损伤肾阴，久而致肝肾阴虚，气机不畅，致阴虚气滞。经云"诸痛皆因于气"；《医碥》云"气滞必痛"，故出现胸闷痛，背酸痛；肝主怒，肝郁有热则易怒；善太息以疏肝也。肾阴虚则腰膝酸软，手足心热，虚热扰心，心肾不交则心悸、心烦；肝肾阴虚，虚火上扰，迫津外出，故颜面烘热、汗出。因此其临床表现为胸闷痛，背酸痛，善太息，心烦易怒。兼心悸，手足心热或潮热或烘热汗出，腰膝酸软。舌尖红舌体暗，苔薄白或薄腻，脉沉弦细或弦细数。

在动态时空下，阴虚气滞是辨证的一个常法，而寒凝、血瘀、痰阻只是常法之中的变法，亦即是说，阴虚气滞是寒凝、血瘀和痰阻三个个性中的共性。

(2)阳(气)虚气滞、寒热错杂证

阳(气)虚气滞、寒热错杂证型即为前文所述"先天伏寒证"，有关理

法方药前文均已述及，在此不作赘述。

（3）气血两虚、肝气郁结证

饮食偏嗜，过劳，或者久病不愈，耗伤气血，生化之源不足，则气血亏虚，心不藏神，肝不舍魂。若在气血两虚的基础上，情志抑郁日久，肝气郁结，气机不畅，气滞胸中，心脉郁阻则发为心痛。气滞则胁胀、善太息及易怒；气血虚则疲乏，面色萎黄，女子经少色淡或淋漓不断；清窍失养则头晕；心血虚见失眠、健忘及易惊；脾虚运化失调，清浊不分见食少、腹胀及便溏；肝郁化火，耗灼津液，可见口燥咽干。舌淡有齿痕苔薄白，脉沉弦细而弱为气血两虚，肝气郁结之象。故临床表现为胸痛、胁胀、疲乏、心悸和失眠。兼头晕、健忘、易惊、口燥咽干、善太息、易怒、食少、腹胀和便溏，面色萎黄，女子经少色淡或淋漓不断，舌质淡苔白，脉弦细弱。

黄永生教授认为，如果肝的气机逆乱，整个人体则代谢失常，津液水谷分配、血液运行则逆乱，最终会形成瘀滞之物，影响机体的运转，易出现早期的动脉粥样硬化症状，如果不及时治疗就会出现动脉粥样硬化相关性疾病。心主血脉，中医又称为血府。心藏神，心脏之所以能够正常搏动以推动气血的运行，均以心的气血阴阳为基础。心气足则推动血液运行，气血营养周身，表现为面色红润，脉搏节律规整，和缓有力。若心气不足，不能灌溉全身脏腑组织，则血气不荣、气血不通，导致脏腑疼痛难忍，肢体无力，头晕眼花，耳目不聪。脾胃位居中焦，主运化，可把水谷转化成精微物质，以营养全身组织。《素问·经脉别论》言"食气入胃，散精于肝……浊气归心，淫精于脉，饮入于胃，游溢精气，上输于脾，脾气散精，上归于肺。"《素问·厥论》曰："脾为胃行其津液也。"黄永生教授认为，脾胃是人的后天之本，脾运化水液，若脾的运化出现问题，多余的水液停滞于局部，即可产生痰饮、湿浊和水肿，痰浊积聚在血脉易引起瘀结，化生痰核，阻碍气血津液运行，日久成瘀，发为胸痹、中风和脉积等疾病。肺主一身之气、宣发肃降及通调水道，如果肺的功能失衡，使浊邪留滞机体，日久也可发病。

1.3 治则治法

根据以上常见证型及病因病机分析，在治疗上遵《内经》"治病必求于本""疏其血气，令其条达，而致平和"之旨，以标本同治之法确立滋肾养阴，疏肝理气；益气疏肝，平调寒热；健脾养血，疏肝解郁等相应的治则，以标本兼治，亦所谓"治病知治肝者，思过半矣"之理。

（1）滋肾养阴，疏肝理气

针对冠心病阴虚气滞证，治法上采用滋肾养阴、疏肝理气之法，方药用左归饮加枳壳、青皮加减治疗。药物组成：生地黄、熟地黄、山萸肉、枸杞子、山药、青皮、枳壳和茯苓。肾为先天之本，"五脏之阴非此不能滋"。方中生地黄、熟地黄、山萸肉、枸杞子和山药滋补肝肾之阴，育阴以涵阳；"木郁达之"，青皮、枳壳理气疏肝解郁而不伤正，取其理气行滞而止痛，多数病人的背部疼痛可以缓解；茯苓交通心肾。全方取法于"调整肝肾以治心"，正如《素问·藏气法时论》所云："肝欲散，急食辛以散之(青皮、枳壳)，甘以缓之(生地黄、熟地黄、枸杞子和山药)，酸以收之(山萸肉)"。

（2）健脾养血，疏肝解郁

针对冠心病气血两虚、肝气郁结证，治疗上以健脾养血、疏肝解郁为法，方药用逍遥散加减治疗。药物组成：当归、白芍、柴胡、白术、茯苓、甘草、薄荷、黄连和吴茱萸。方中当归甘辛苦温，养血活血且可理气，为血中之气药；白芍酸苦微寒，养血敛阴，柔肝缓急；柴胡疏肝解郁，使肝气得以条达，当归、白芍与柴胡同用，补肝体而助肝用，使血和则肝和，血充则肝柔。肝病易于传脾，故以白术、茯苓和甘草健脾益气，既可实土以抑木，又可使营血生化有源。薄荷疏散郁遏之气，与柴胡配伍，透达肝经郁热；实则泻其子，黄连泻心火以清肝郁之火，吴茱萸辛燥开其肝郁，又可除黄连苦寒之弊，黄连、吴茱萸配伍佐金以平木。诸药合用，可使肝郁得疏，血虚得养，脾弱得复，气血兼顾，肝脾同调，以达到健脾养血，疏肝解郁之目的。

黄永生在临床实践中总结归纳出以上三候进行辨证论治，疗效显著。在以上辨证治疗的基础上，活血化瘀之法贯穿于诊疗的始末，治疗上常用丹参、降香、水蛭、蝉蜕和僵蚕等药物以活血化瘀、通络止痛。在临床诊疗过程中，逐渐形成了独特的理论体系和学术思想。

2. 学生传承

冠心病的发生与心、肝、脾和肾诸脏的盛衰有关。在心的气、血、阴、阳不足或肝、脾、肾失调的基础上兼有痰浊、瘀血、气滞和寒凝等病理产物阻滞心脉，在各种外在诱因的刺激下，使胸阳痹阻，气机不畅，心脉挛急或滞塞而发病，在治疗上，要分清虚实，辨证论治。

本病的治疗离不开"补""通"两大原则。在临床上，根据患者的证型不同，可选择不同的治法，其中泻实之法常以辛温通阳、活血祛瘀、宣痹除痰等为主，补虚之法则以益气养阴、温阳益气、养血益阴及调补肝肾等为原则。

治病必求于本是治疗疾病的关键，所以应抓住疾病的根本矛盾之所在。在诊断疾病的问题上，把握疾病的发展规律和特点，挖掘病因、病机至关重要，这也体现了辨证论治的原则。冠心病仅是一种"病"，找出该病的证候才是治疗的关键，临床上单靠症状不足以了解疾病的本质，需要医生理论和实践经验相结合，才能准确而有针对性地诊治。

《内经》中"观其脉证，知犯何逆，随证治之""有者求之，无者求之"，告诉我们临床中应治病求本，辨证论治为主。我们应熟读中医经典著作，运用经典的理论来指导临床，培养中医思维，了解人体的阴阳五行、脏腑和经络等。心为君主之官，五脏六腑之大主，显然心脏是人体极其重要的器官，而人体既是一个有机的整体，心脏有病，必然会影响人体每个部分，所以还应不断地临证，然后思考，才能对疾病有更深刻的认识。

关于从先天伏寒理论治疗冠心病，不仅从理论上进行了传承和发展，在现代微生物学方面也有了新的拓展，并为中医证候本质研究提供了新思路。如魏岩等人在开展冠心病心绞痛先天伏寒兼心血瘀阻证患者血液的代谢组学研究中发现，冠心病先天伏寒兼心血瘀阻证组比非先天伏寒兼心血瘀阻证组存在更严重的脂质代谢紊乱。在冠心病先天伏寒证患者中存在着能量代谢、糖代谢、脂代谢和氨基酸代谢方面的异常，导致能量生成不足而产生手足凉、怕冷等临床症状；糖、脂类等代谢障碍有可能导致气血运行不足，气滞血瘀，而出现胸闷、疲乏、气短等临床症状，这与冠心病先天伏寒证的临床表现一致。因此，可以得出代谢组学方法可以区分冠心病心绞痛先天伏寒兼心血瘀阻证及非先天伏寒兼心血瘀阻证患者的血清 1H-NMR 图谱，能确定先天伏寒证与非先天伏寒证之间存在着明显差异的代谢产物。崔英子通过观察冠心病"先天伏寒"兼有血瘀证患者与冠心病阳虚血瘀证患者、亚健康状态"先天伏寒"证患者和健康对照组人群血液神经内分泌免疫相关因子的差异得出，与冠心病阳虚血瘀证组比较，冠心病"先天伏寒"兼有血瘀证组血清 hs-CRP 含量升高显著，血清皮质醇、ACTH 均显著下降。冠心病先天伏寒证候组给药后两组均可改善上述指标，但试验组对于血清 TNF-α、皮质醇、ACTH 含量和全血 TNF-αm RNA 表达的改善更为明显，所以认为"先天伏寒"证候的亚健康人群具有潜在性冠心病发病倾向和 HPA 轴功能低下，hs-CRP、ACTH 和皮质醇紊乱可能为其证候特征的一部分。姜丽红通过蛋白质组学方法得到先天伏寒证和阳虚证患者间差异蛋白点 36 个，先天伏寒证与健康人有差异蛋白点 28 个。先天伏寒证与健康人血清蛋白表达比较上调的蛋白质主要有补体 C4 前体蛋白原和角蛋白，下调的蛋白质主要有补体因子 H、补体 C6 等，伏寒组经药物干预后，补体因子 C4 水平与角蛋白水平均下调，胆绿素还原酶等均上调。此研究不仅建立了"先天伏寒证候-蛋白质表达谱"，并根据筛选到的潜在证候标记物，寻找出了"先天伏寒"证的证候标记物，还进一步分析了先天伏寒干预与人体免疫、动脉硬化有关。

冠心病为现代常见病、多发病，从"先天伏寒"治疗冠心病不仅体现中医"治病必求于本"，从个性中抓住共性，找到本质，还从时间动态出发，体现中医"治未病"思想，达到预防延缓疾病发展的效果。随着黄永生教授及其学生对于冠心病先天伏寒的不断研究及学习，关于其理论及相关实验（试验）的拓展越来越宽阔。

心血管系统疾病已成为全球重大的公共卫生事件，其所导致的死亡人数占全球所有死亡人数的近 1/3。有调查表明，心血管疾病是导致中国人口死亡和过早死亡的主要原因，由心血管疾病导致的死亡人数占中国总死亡人数的40%。在世界范围内，就心血管疾病而言，中国和印度面临的挑战最大。然而多种心血管疾病的发病都以动脉粥样硬化（artherosclerosis，AS）为基础，AS也是心血管意外发生的根本原因。因此，积极干预AS病变的发生和进展是有效防治心血管疾病的基石。冠状动脉粥样硬化性心脏病（coronary atherosclerotic heart disease，CHD）简称为冠心病，是由于AS导致冠脉血管管腔狭窄而成。其发病率高，致死率高，严重危害人类健康，一直是医学界长期研究并难以攻克的一大难题。尽管经过多年研究，但对于AS的发病机制学说仍没有统一，多以炎症浸润、氧化应激、脂质沉积和免疫应答等学说为主。他汀类药物是目前公认的抗AS的药物。已有研究证实，他汀类药物可通过调整血脂水平等来降低所有年龄段心脑血管事件的风险，但长期和过量使用他汀类药物会导致各种不良反应，如横纹肌溶解症、急性肾衰竭、肝损伤和肌肉毒性等。这使他汀类药物在临床上的使用受到了限制。中医药因其多途径、多环节和多靶点干预的优势，近年来，在AS的防治上显示出良好的前景，有望弥补西医治疗的不足。

全国首届名中医黄永生教授以中医基础理论为依据，结合多年的临床经验，将CHD分为阴虚气滞型、寒热错杂型和痰瘀互结型。以上几种类型几乎囊括了CHD的所有发病特征，在临床推广具有很高的学术价值和临床意义。传承先生学术思想和经验，作为学生义不容辞。现将以上几类做一简要介绍，希望各位同道在CHD的预防和救治中能有所裨益。

（1）阴虚气滞型

黄师常言"人年四十而阴气自半"，肝肾阴虚，下元不足。该理论的提出首见《黄帝内经》，后世医家多有不同程度的发展，这是人体正常的生理规律，符合男子"八八"、女子"七七"的特性。另外，当今社会 40 岁左右正值壮年，此年龄段的人无论在工作还是生活中都充当着"重要角色"，是单位亦或是家庭中的"顶梁柱"，因此压力巨大，容易导致肝郁气滞。在生理状态改变和社会因素的双重作用下，阴虚气滞的病机特征也就出现了。该类患者在 CHD 特征性表现的基础上，往往夹杂着阴虚气滞的特点。以心胸憋闷，后背酸痛，心烦易怒为主症；兼以心悸，善太息，手足心热或潮热或烘热汗出，腰膝酸软；舌红体暗，苔薄白或薄腻；脉沉弦细或弦细数。

该类 CHD 以阴虚气滞为关键，因此治疗大法无外乎"益气养阴，疏肝理气"。中医在辨证论治的过程中，理、法、方、药相伴而行，这也符合"治病求本"的基本原则。方用稳心 1 号，该方由六味地黄汤化裁而来。方中熟地甘温，可大补血虚之不足，通血脉，益气力。《纲目》曰："填骨髓，长肌肉，生精血。补五脏内伤不足，通血脉。"山萸肉酸、涩、微温，补益肝肾，收敛固涩。《本草新编》言其大补肝肾专而不杂，为诸补阴之冠。二药为君，力补肝肾之精血。生地，气寒，味苦，阴中之阳，凉血补血，补肾阴不足。枸杞，味甘，性平。《药性论》言："能补益精诸不足。"二药相配，既助君药以增滋补肝肾之力，生地之寒又可防君药之过于滋腻。青皮、枳壳理气疏肝解郁而不伤正，取其理气行滞而止痛之性。枳壳，《主治秘要》云："其用有四，破皮下坚痞一也；利胸中气，二也；化痰，三也；消食，四也"。青皮，《主治秘要》云："其用有五：厥阴、少阳之分有病则用之，一也；破坚癖二也；散滞气，三也。去下焦诸湿，四也，治左胁有积气，五也"。四药为臣，君臣相配，达到补而不滞，行而不破，使肾精充，肝体柔，心脉通之目的。人为一整体，脏腑相关，肝肾一亏，脾失肝助则运化不及，脾失肾助则生化无力，同时肝气滞久则气滞而血瘀，故治肝治肾同时当不忘健脾，同时要化瘀，故佐以山药、茯苓和砂仁健脾补虚、滋精固肾，且砂仁又可防熟地之腻膈之弊。丹参苦，微寒，归心，具有凉血活血祛瘀，除烦安神之功，佐以地龙，咸寒，归肝、肺和肾经，具有活血通络之功。降香辛温，归肝、脾和心经，活血散瘀、止血定痛和降气。本方取法于"调整肝肾以治心"，辛以散之，甘以缓之，酸以收之，滋肾疏肝，调整全身之根本而达到治疗心痛的目的。

现代药理研究表明，地黄主要成分为苷类、糖类和多种氨基酸等，有抑制血栓形成的作用。枸杞子主要成分枸杞多糖，马艺鑫等研究发现枸杞多糖可通过改善去卵巢大鼠心脏结构及功能防治绝经后心血管病变。山萸肉含有生理活性较强的皂甙原糖、多糖和维生素 A、C 等成分。陈丹等研究表明山茱萸皂苷和多糖可以改善大鼠心功能，改善心肌重构，预防心肌肥厚，降低心肌梗死面积。山药含有黏蛋白、淀粉酶和皂苷等物质。皂苷能够降低胆固醇和甘油三酯，对高血脂等病症有改善作用。茯苓为真菌科植物，主要成分为茯苓多糖，研究发现其有抗肿瘤、增强免疫力、抗衰老和抗炎抗病毒等作用。

（2）寒热错杂型

"上热下寒，寒热错杂"为黄师"先天伏寒"理论的根本病机，也是冠心病的重要证型之一。"先天伏寒"理论的提出是理论和实践相结合的产物。其以第一届国医大师任继学教授所提出的"伏邪"理论为根本依据，同时又结合黄永生教授多年的临床经验，以其为实践基础。黄永生教授通过长期的临床实践发现在人群中存在着为数不少的"先天伏寒证"，其发病和发展有迹可循。该理论的提出对国内亚健康状态的研究开拓了新的思路和方法。黄永生教授以《灵枢·天年篇》所提出的："母为基，父为楯"为基础，认为"男女媾精，阳气不足，寒伏于内"，认为这就是先天伏寒。根据以上理论基础可以认为先天伏寒证的病因在于先天性的寒邪伏藏于肾，病理本质是脾肾阳虚、寒伏于内。该证的发展规律在于女性从 14 岁左右月经来潮时起即出现足凉和痛经；男性从 16 岁左右即出现足凉，少腹疼痛或者遗尿；至 35 岁（女）或 40 岁（男）前，即出现胃胀、胃痛、纳呆、恶冷食，或反酸、嗳气等脾胃系疾患的症状；至 49 岁（女）或 64 岁（男）后就会出现胸闷痛、血压偏低、心动过缓等心系疾患的症状。这些规律与《素问·上古天真论》所提出的生、长、壮、老、已的人体生理规律（即女子以"七"为基数，男子以"八"为基数）基本吻合。在临床上把握先天伏寒证，必须得是气虚主症和脾肾阳虚主症同时具备，即同时具有气短、乏力、脉虚和手足凉、腰膝酸软，或小便清长。在以上典型症状中，手足凉是最大的特点，无论男女，从"天癸至"可持续至"天癸竭"，始终四季如一。除以上主症外，由于阴寒于下，阳浮于上，火不归元，离在坎上，因此会有"阴火上冲"的表现，即口干、心烦等。以上即为先天伏寒理论的理论基础和其主要的发病规律。

先天伏寒为病，其病理表现为病情重，病位深，病程长，不易察觉，难于治愈，且具有反复发作、正气多虚、脏腑多损等特点。另外，邪存于虚处，气滞、痰浊、血瘀和水肿等后天伏邪逐渐产生，形成同一疾病共性的不同个性。这些动态时空的变化特点使得临床症状错综复杂，不同于单纯的疾病后期的脾肾阳虚，而是表现为气（阳）虚气滞、寒热错杂的证候，或可兼见痰、瘀等证。因此在治疗上，其一，以温补脾肾之阳为首要任务，经反复的临床实践发现，对于此类患者的治疗，解决手足凉最为关键，此症一除，诸症皆愈。同时补益中气以协助脾肾阳虚的恢复。其二，还要应用辛开苦降之法，引阳归阴，亦即反佐法，使离火降于坎下，壮火回归少火，恢复少火生气的生理状态。其三，疏肝理气法要贯彻治疗的始终，最后在临证时针对具体的兼见证候给予相应的祛痰、化瘀和利水之法。如若临证时不能辨清疾病的主次与本质，阴阳不分，寒热混淆，疗效必不如人意。基于此，临床只有充分认识先天伏寒致病的理论意义，审因施治，在纠正个性偏差的同时抓住先天伏寒的病因本质，治疗才能直达病所，这对于提高疗效，彰显中医药在防病、治病、调节及康复各个领域的优势具有重要作用。

方用稳心2号，该方由二仙汤化裁而来。全方由仙灵脾、仙茅、巴戟天、黄芪、白术等药组成。功用为温阳益气，辛开苦降，疏肝理气，调整阴阳。所治证候系气（阳）虚气滞，寒热错杂证。仙灵脾、仙茅、巴戟天温润肾阳；黄芪、白术补气健脾，补益中气，实气血生化之源，使中气充足；当归辛甘，补血活血，与黄芪相配，可助其益气健脾之效；清夏辛温发散、醒脾开胃，主开主降，畅达气机升降之路，使肺气宣降，阴火下行畅达无阻，具有辛开之效；知母、黄柏苦寒而降，引阳归阴，是为反佐法，二药盐炒入肾经，甘苦合化，既可降火又可滋阴，苦燥而不伤阴，苦寒反佐以降上浮之虚阳（阴火）——具有苦降之效，使壮火归位，恢复少火生气之功，少火温土而脾气生化无穷；砂仁理气温中助半夏以疏泄气机，醒脾开胃，使气虚得补、气滞得疏、气道通畅；枳壳理气而不伤气，合青皮理气行滞而止痛。全方阴阳合治，寒热共调，标本兼顾，辛开苦降，使阴阳调和而其痛自止。

　　现代研究表明，仙茅具有增强免疫功能、抗衰老、延缓生殖系统老化和抗炎等作用。淫羊藿苷能抑制缺氧引起的血管内皮细胞的减少，提高缺氧损伤的内皮细胞中超氧化物歧化酶活力，从而保护内皮细胞免受自由基损伤；还有降低心肌耗氧量、增加冠脉流量的作用。淫羊藿黄酮可抑制血栓，显著恢复 T 和 B 淋巴细胞增殖反应的功能，同时提高肝脏总超氧化物歧化酶的活性，减少心、肝等组织的脂褐素形成。淫羊藿多糖脂质体可明显提高老龄动物红细胞及肝组织中超氧化物歧化酶活性，提高红细胞谷胱甘肽过氧化物酶的活性，能明显降低血清及肝组织中过氧化脂质的含量，降低心肌脂褐质的含量，有抗氧化、延缓衰老的作用。研究发现，巴戟天可通过补充外源性抗氧化物质或促进机体产生内源性抗氧化物质，清除自由基，抑制脂质过氧化损伤，延缓衰老。巴戟天水提物能提高心肌组织的超氧化物歧化酶、过氧化氢酶及谷胱甘肽过氧化物酶等内源性抗氧化剂水平，降低脂质过氧化反应及其有害代谢产物对心肌细 Ca^{2+}-ATP 酶及 Na^+-K^+-ATP 酶等膜结构的损害，维持细胞膜正常通透性，从而减轻心肌缺血再灌注损伤。巴戟天正丁醇可溶部分可明显提高超氧化物歧化酶、乳酸脱氢酶活性，降低丙二醛含量，增加一氧化氮，具有明显的抗缺氧复氧损伤、保护心肌功能的作用。黄芪和当归具有对全身多个器官、系统的药理作用，主要特征在于调节免疫、改善心功能、抑制血小板聚集并改善凝血状态、纠正蛋白及脂质代谢异常；此外，还可以在组织局部发挥抗氧化和清除自由基、抗组织纤维化的作用。白术具有免疫调节、利尿、抗肿瘤、抗菌消炎、降糖和抗衰老等作用。砂仁可以显著地促进胃排空及肠道传输，促进胃液分泌，修复胃黏膜损伤，并具有抗炎、镇痛、抗氧化、纠正紊乱的免疫功能。知母具有抗血小板聚集作用，对磷酸二酯酶有抑制作用，可以抑制脑血管、冠状动脉和外周血管扩张。黄柏碱具有抗氧化、正性肌力和抗心律失常的作用，能有效作用于消化道、中枢及周围神经系统。半夏具有抗氧化、抗炎和解毒等作用。枳壳具有调整平滑肌，增加胃肠推动力，抗炎等作用。青皮疏肝理气，消积化滞。对心血管、消化、呼吸系统有广泛的药理作用，可以调整胃肠，利胆，抗血小板聚集。

（3）痰瘀互结型

痰浊、瘀血既是脏腑功能紊乱后产生的一种病理物质，又是一种继发性的病理因素，可以诱发新的疾病。《医学正传》有言："津液稠黏，为痰为饮，积久渗入脉中，血为之浊"，《症因脉治》亦指出"胸痹之因，……痰凝血滞"，可见痰、瘀与动脉粥样硬化的形成密切相关。韩景辉认为动脉粥样硬化之所以发生，其病机关键是气虚与阴虚并存，痰浊与瘀血相互胶结，"脉积"形成，而痰瘀互结又为其主要病理机制。痰附于血壅滞脉道，血借于痰变生浊邪，日久脉道受损，最终冠状动脉粥样硬化斑块形成。

痰浊、瘀血虽是两种不同的病理物质，但二者不是固定不变的，可以相互转化。《血证论》有言："瘀血既久亦可化痰水"及"瘀血流注，易发肿胀者，乃血变成肿之证。"根据这一理论，结合自身多年临床经验，黄永生教授提出"瘀能化水"理论，认为瘀能化水，水能化瘀。此处的水指的就是痰饮。瘀能化水也就是通过活血化瘀通络的方法可以促使瘀血转化为痰水排出体外，水能化瘀指的是通过利湿化痰的方法使痰浊分解并排出，达到使狭窄的动脉管腔得以疏通的效果。黄永生教授指出应用这一理论治疗动脉粥样硬化的关键在于"清痰浊"与"化瘀血"的协调统一，应当强调"利湿化痰，化瘀通络，序贯治疗"，通过"清—化—清—化……"这样连续动态交替的治疗过程，AS的斑块（即中医所谓的痰瘀）是可以逐步消退的。

治疗处方常采用稳心4号方，该方主要药物包括茵陈、泽泻、石菖蒲、郁金、茯苓、枳壳、陈皮、竹茹、丹参、砂仁、檀香和三七等。茵陈药性平和，具有清热利湿之效，泽泻味淡而微苦能利湿泻浊，二药配合能使湿热清，浊邪化。竹茹、陈皮、菖蒲和郁金能够清热化痰开窍，共增化浊泄热之效。茯苓健脾化痰以绝生痰之源。丹参、三七能活血化瘀，使血行而不滞涩。枳壳、檀香和砂仁能行气止痛，使气行则血行，血行则瘀化，通则不痛。诸药配伍能化痰浊，行瘀血，对斑块有很好的消退作用。现代药理研究证实，茵陈具有类似硝酸甘油扩张血管的作用，它的水提物能够促使小鼠在缺氧环境下耐受能力增强，其挥发油能够通过阻滞分裂素活化蛋白激酶通路抑制炎症递质的释放。不仅如此，茵陈成分中含黄酮类物质，可以促使内脏及血管中的胆固醇含量减低，具有很好的降低血脂的功效。泽泻也能使TC、TG和LDL-C的含量下降，HDL-C的含量上升，仅单味运用即可以收到调节血脂的效果，组合运用效果更佳。除此之外，泽泻还能够促使血压的下降以及抑制血小板的聚集。石菖蒲亦能发挥抗血小板凝集的作用，还能增强红细胞的变形能力，改善高脂血症大鼠血液的高凝状态，改变血液的流变性，从而有效防止血栓形成。郁金为姜黄属植物的块根，它同石菖蒲一样也能作用于红细胞，使其易于变形难以聚集，此外它尚能显著降低AS家兔的血清中脂酯过氧化酶的含量，有利于α-生育酚和辅酶Q水平的提高，对动脉粥样硬化的发生发挥了较好的预防作用。茯苓对血管内皮具有保护作用，这可能是因为它抑制了 ox-LDL 的形成而使过氧化脂质含量降低所致。枳壳具有抗血栓作用，研究发现 3.2 mg·kg⁻¹ 的川陈皮素就可优于 132 U·kg⁻¹ 肝素所发挥的作用。从枳壳中提取出来的辛弗林能够使脂肪代谢加强，发挥降血脂的功效。陈皮能促使冠状动脉扩张，能降低胆固醇含量，还能有效减轻动脉粥样硬化的程度并延长 AS 大鼠的生存时间。丹参具有抗心肌缺血、抑制左心室肥厚、扩张血管及抗动脉粥样硬化、抗血栓形成、改善微小血管间的血液循环、促进破坏的组织修复与再生、镇静镇痛、抗菌消炎及抗氧化应激作用。砂仁具有抗炎、抗菌和镇痛作用。三七不仅能够增加冠状动脉的血流量，还能使心率和心肌的耗氧量降低，有效缓解冠心病心绞痛的症状；同时，三七叶总皂甙提取物还有降低血脂的功效，也可应用于高脂血症的治疗。

3. 既往研究

3.1 关于冠心病心绞痛医案的数据挖掘

（1）药物频次分析

临床资料：收集选择 2009 年 12 月—2020 年 12 月就诊于长春中医药大学附属医院黄永生教授工作室冠心病心绞痛的患者，通过数据分析、文本挖掘、关联规则、聚类分析及信息熵等方法，获得黄永生教授治疗冠心病心绞痛的用药规律，分列如下（见表 1-1）。

综合录入处方，共用 120 味中药，总用药频次为 22 049 次，使用频率在 50% 以上的药物，即为黄永生教授治疗冠心病心绞痛的常用药物（见图 1-1）：丹参、降香、砂仁、青皮、枳壳、酸枣仁、黄芪、炒白术、炒苍术、陈皮、紫苏梗、香附、磁石、制附子、水蛭、僵蚕、蝉

蜕、巴戟天、清半夏、当归、淫羊藿、厚朴、仙茅、黄柏和知母。这些
药物具有活血祛瘀、活血止痛、理气健脾、理气止痛、养心安神、补气
健脾、重镇安神、温阳散寒、破血消癥、平肝息风、发散风热、补益阳
气、清热燥湿及清热泻火等功效。

表1-1 药物频次分析表

序号	中药名称	频次	使用率(%)	频率(%)	累计频率(%)
1	丹参	904	99.89	4.10	4.10
2	降香	897	99.12	4.07	8.17
3	砂仁	895	98.90	4.06	12.23
4	青皮	860	95.03	3.90	16.13
5	枳壳	860	95.03	3.90	20.03
6	酸枣仁	842	93.03	3.82	23.85
7	黄芪	830	91.71	3.76	27.61
8	炒白术	829	91.60	3.76	31.37
9	炒苍术	829	91.60	3.76	35.13
10	陈皮	745	82.32	3.38	38.51
11	紫苏梗	703	77.68	3.19	41.70
12	香附	701	77.46	3.18	44.88
13	磁石	679	75.03	3.08	47.96
14	制附子	656	72.49	2.98	50.93
15	水蛭	649	71.71	2.94	53.88
16	僵蚕	641	70.83	2.91	56.78
17	蝉蜕	641	70.83	2.91	59.69
18	巴戟天	532	58.78	2.41	62.10
19	清半夏	498	55.03	2.26	64.36
20	当归	497	54.92	2.25	66.62
21	淫羊藿	491	54.25	2.23	68.84

序号	中药名称	频次	使用率(%)	频率(%)	累计频率(%)
22	厚朴	488	53.92	2.21	71.06
23	仙茅	488	53.92	2.21	73.27
24	黄柏	488	53.92	2.21	75.48
25	知母	485	53.59	2.20	77.68
26	炙甘草	433	47.85	1.96	79.65
27	干姜	417	46.08	1.89	81.54
28	枸杞子	347	38.34	1.57	83.11
29	山茱萸	346	38.23	1.57	84.68
30	山药	344	38.01	1.56	86.24
31	三七	331	36.57	1.50	87.74
32	莪术	285	31.49	1.29	89.03
33	龙齿	268	29.61	1.22	90.25
34	茯苓	233	25.75	1.06	91.31
35	熟地黄	198	21.88	0.90	92.20
36	生地黄	191	21.10	0.87	93.07
37	首乌藤	188	20.77	0.85	93.92
38	益母草	112	12.38	0.51	94.43
39	泽泻	76	8.40	0.34	94.78
40	茵陈	74	8.18	0.34	95.11
41	川芎	64	7.07	0.29	95.40
42	石韦	55	6.08	0.25	95.65
43	大黄	48	5.30	0.22	95.87
44	人参	48	5.30	0.22	96.09
45	石菖蒲	37	4.09	0.17	96.25
46	胆南星	37	4.09	0.17	96.42
47	柴胡	35	3.87	0.16	96.58

续表

序号	中药名称	频次	使用率（%）	频率（%）	累计频率（%）
48	神曲	34	3.76	0.15	96.73
49	郁金	34	3.76	0.15	96.89
50	山楂	34	3.76	0.15	97.04
51	麦芽	34	3.76	0.15	97.20
52	竹茹	34	3.76	0.15	97.35
53	龙骨	33	3.65	0.15	97.50
54	牡蛎	33	3.65	0.15	97.65
55	丝瓜络	32	3.54	0.15	97.80
56	栀子	31	3.43	0.14	97.94
57	桂枝	23	2.54	0.10	98.04
58	大枣	21	2.32	0.10	98.14
59	续断	20	2.21	0.09	98.23
60	杜仲	20	2.21	0.09	98.32

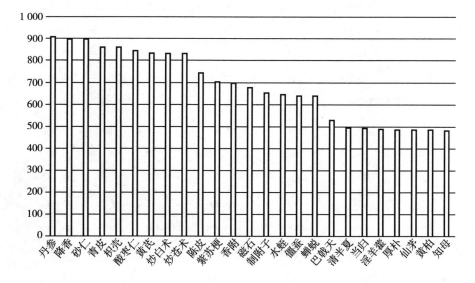

图 1-1　药物频次前 25 味柱状图

下面对使用频率较高且具有代表性的中药进行分析：

丹参：味苦，性微寒，归心、肝经，具有活血祛瘀、清心除烦的功效。《本草崇原》曰："丹参色赤，禀少阴君火之气……丹参上交于下，而治心腹邪气，寒热积聚。"《冯氏锦囊秘录》记载到："虽能补血，然长于行血。"丹参在导师治疗冠心病稳定型心绞痛的药物中居于首位，其意有二：①活血祛瘀。丹参入心肝血分，性善通行，具有活血祛瘀的功效，能够生新血，去恶血，可用于治疗血瘀诸证。导师常配伍降香、砂仁、水蛭、蝉蜕、僵蚕等药，仿《时方歌括》丹参饮之意，将檀香换为降香，取降香化瘀之能，并加入水蛭、蝉蜕、僵蚕等虫类药物，增强本方活血通络之功效，用以活血化瘀、通络止痛；或配伍三七、莪术、川芎等药，以活血行气、化瘀止痛。②清心除烦。丹参性寒入心经，具有清心除烦的功效，可用于治疗心烦不眠、夜寐欠安等症状。导师常配伍生地、酸枣仁、当归、人参等药，仿《妇人校注良方》天王补心丹之意，用以养血安神。丹参的主要化学成分为丹参酮、丹参新酮、丹参醇等，现代药理研究表明丹参具有扩张冠脉，增加冠脉血流量，抗动脉粥样硬化作用；能改善微循环，提高耐缺氧能力，保护心肌。

降香：味辛，性温，归肝、脾经，具有化瘀止血、理气止痛的功效。降香乃辛温发散之品，能够活血理气止痛，可用于治疗气滞血瘀之胸胁疼痛。故导师治疗冠心病稳定型心绞痛时用降香配伍丹参等，丹参性善通行，降香辛散温通，两药配伍，共奏活血祛瘀之功效。降香主要化学成分为挥发油和黄酮类化合物，现代药理研究表明降香具有改善心室重构，改善心肌功能等作用。

砂仁：味辛，性温，归脾、胃、肾经，具有化湿开胃，温脾止泻的功效，可用于治疗脾胃不和诸证。砂仁为芳香辛温之品，能够化湿醒脾开胃，行气温中，是治疗脾胃疾患之要药。导师在治疗冠心病稳定型心绞痛患者时尤为重视补益脾胃，故常配伍黄芪、炒白术、炒苍术、厚朴、陈皮等药物以补气健脾。人体的生理功能能够正常运行，全赖脾胃化生的水谷精微，若脾胃受损，则化源不足，出现乏力、气短等症状。此外导师还常配伍丹参、降香等药物以活血化瘀，理气止痛。现代药理研究表明，砂仁的主要化学成分为包含樟脑、龙脑等物质的挥发油，具有增强胃肠功能的作用，可以帮助消化。

青皮：味苦、辛，性温，归肝、胆、胃经，具有破气疏肝、消积化滞的功效，善于疏理肝胆之气，可用于治疗肝郁气滞引起的多种症状。《本草新编》曰："青皮，消坚辟……却疝疏肝，消食宽胃。"青皮苦泄、辛行、温通，善于治疗气滞诸证。导师在治疗冠心病稳定型心绞痛的患者时，虽以补虚泻实为总的治疗原则，但还重视调节气机，重视理气药物的使用，青皮即为其中代表，常与枳壳配伍，仿《症因脉治》枳壳青皮散之意，用以疏肝破气，调畅气机。现代药理研究表明，青皮的主要化学成分为对羟福林、天冬氨酸、谷氨酸等，能够促进消化液的分泌，排除肠内积气，而且对心肌的兴奋性、收缩性、传导性和自律性有明显的正性作用。

枳壳：味苦、辛、酸，性微寒，归脾、胃经，具有理气宽中、行滞消胀的功效。枳壳与枳实的性味归经相同，但其作用更为温和，用之可防其辛散太过，耗气伤阴，加重病情。《本草新编》曰："枳壳性缓而治高，高者主气，治在胸膈。"《雷公炮制药性解》记载到："主下胸中至高之气，消心中痞塞之痰。"导师临证运用枳壳其意有二：①常与青皮、生地黄、熟地黄、枸杞子、山药、山茱萸配伍，遵循《内经》"肝欲散，急食辛以散之，甘以缓之，酸以收之"的说法，运用枳壳、青皮以辛散之，生地黄、熟地黄、枸杞子、山药以甘缓之，山茱萸以酸收之，起到疏肝补肝之效。②与砂仁、清半夏、青皮、黄柏、知母等药物配伍，取辛开苦降之意，可以调畅全身气机，平衡升降，用以治疗寒热错杂之证。枳壳的主要化学成分为挥发油类、生物碱类等，现代药理研究表明其具有抗血栓、降血脂、调节消化道等作用。

酸枣仁：味甘、酸，性平，归肝、胆、心经，具有养心补肝、宁心安神的功效，为养心安神之要药。导师临证用其以养心阴、益肝血，达到宁心安神的功效，用以治疗失眠，夜寐差等症状。现代药理研究表明，酸枣仁具有催眠、镇静的作用，还可以改善心肌缺血，提高耐缺氧能力。

黄芪：味甘，性微温，归脾、肺经，具有补气升阳、固表止汗等功效，为补气健脾之要药。黄芪善于治疗胸中大气不足，导师临证常用于治疗气虚之证。现代药理研究表明，黄芪主要化学成分为苷类、多糖类化合物，能够保护缺血缺氧心肌。

炒白术：味甘、苦，性温，归脾、胃经，具有健脾益气、燥湿利水的功效。相较于生白术，炒白术补气健脾之功效更强。白术的主要化学成分为挥发油类、内酯类等，现代药理研究表明白术具有保护胃黏膜、降血糖、抗血小板等作用。

炒苍术：味辛、苦，性温，归脾、胃、肝经，具有燥湿健脾、祛风散寒、明目的功效。苍术苦温燥湿，辛温健脾，可用于治疗湿阻中焦，脾失健运所导致的多种病症。苍术炒制之后，燥湿之能减弱，健脾之效增强，从而加强了治疗脾胃疾患的功能。《本草崇原》曰："凡欲补脾，则用白术；凡欲运脾，则用苍术。"导师临证苍术常与炒白术配伍，用以健运脾胃，白术善补，守而不走，苍术善行，走而不守，二药合用，可调节脾胃升降之能。现代药理研究表明，苍术主要化学成分为苍术醇，能够促进消化道运动。

以上几味药物可基本体现黄永生教授治疗冠心病心绞痛的学术思想：①活血祛瘀，如丹参、降香、砂仁等药物。②调节气机，如枳壳、青皮等药物。③重视补益脾胃，如黄芪、炒白术、炒苍术等药物。

（2）药物性味统计

对120味药物四气按照频数高低进行排序，依次为：温性10 677次，占比48.42%；寒性4 877次，占比22.12%；平性4 627次，占比20.99%；热性1 561次，占比7.08%；凉性307次，占比1.39%（见表1-2、图1-2、图1-3）。

表1-2　药物四气统计表

序号	四气	频数	百分比（%）	累计百分比（%）
1	温	10 677	48.42	48.42
2	寒	4 877	22.12	70.54
3	平	4 627	20.99	91.53
4	热	1 561	7.08	98.61
5	凉	307	1.39	100.00

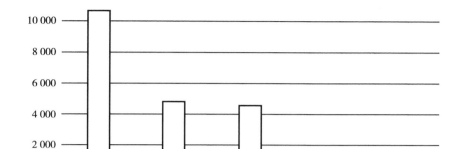

图 1-2　药物四气统计柱状图

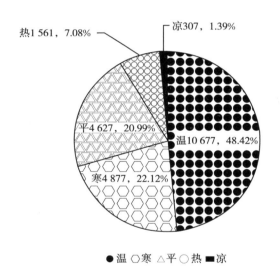

热1 561，7.08%　　　　　　凉307，1.39%

平4 627，20.99%　　　　温10 677，48.42%

寒4 877，22.12%

●温 ○寒 △平 ○热 ■凉

图 1-3　药物四气统计饼状图

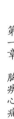

对 120 味药物五味按照频数高低进行排序，依次为：辛味 12 049 次，占比 33.46%；甘味 9 688 次，占比 26.90%；苦味 9 136 次，占比 25.37%；酸味 2 101 次，占比 5.83%；咸味 2 070 次，占比 5.75%；涩味 657 次，占比 1.82%；淡味 311 次，占比 0.86%（见表 1-3、图 1-3、图 1-4）。

表 1-3 药物五味统计表

序号	五味	频数	百分比(%)	累计百分比(%)
1	辛	12 049	33.46	33.46
2	甘	9 688	26.90	60.36
3	苦	9 136	25.37	85.73
4	酸	2 101	5.83	91.56
5	咸	2 070	5.75	97.31
6	涩	657	1.82	99.14
7	淡	311	0.86	100.00

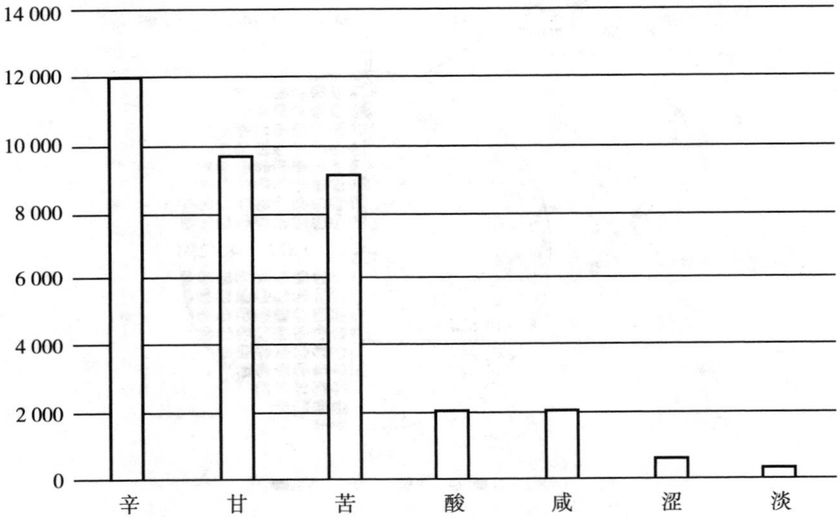

图 1-4 药物五味统计柱状图

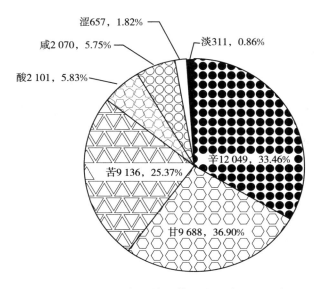

涩657，1.82%

淡311，0.86%

咸2 070，5.75%

酸2 101，5.83%

辛12 049，33.46%

苦9 136，25.37%

甘9 688，36.90%

●辛 ○甘 △苦 ○酸 ○咸 □涩 ■淡

图 1-5 药物五味统计饼状图

黄永生教授治疗冠心病心绞痛的药物四气统计，由高到低依次为温性 48.42%，寒性 22.12%，平性 20.99%，热性 7.08%，凉性 1.39%。其中温性、寒性、平性药物使用累计占比 91.53%，说明黄永生教授治疗冠心病稳定型心绞痛以应用温、平、寒性药物为主。常用的温性药物有降香、砂仁、青皮、黄芪、炒白术、炒苍术等，具有温中补气、温阳利水、温经通络等功效，常用的寒性药物有丹参、枳壳、磁石、黄柏、知母、生地黄等，具有清热泻火、滋阴除蒸、泻热通便等功效。此外，还有一类平性药物，平性药物寒热界限不明，作用和缓，药性平和。导师常用的平性药物有香附、炙甘草、山药、枸杞子等，可以缓和其他药物的峻烈之性，以防损伤正气，还可以顾护胃气，补益后天之本。

黄永生教授治疗冠心病心绞痛的药物五味统计，由高到低依次为辛味 33.46%，甘味 26.90%，苦味 25.37%，酸味 5.83%，咸味 5.75%，涩味 1.82%，淡味 0.86%。其中辛味、甘味、苦味药物使用累计占比 85.73%，说明黄永生教授治疗冠心病心绞痛以应用辛、甘、苦味药物为主。

辛味能行能散，具有行气、行血的作用，导师临证时常用的辛味药物为降香、枳壳、青皮、炒苍术、陈皮、紫苏梗、香附等药物，辛味在阴阳属性中属阳，具有助心行血的功效，在冠心病心绞痛的治疗中，主要起到行气活血，调理气机的作用。

甘味能补能和能缓，具有补益和中，调和诸药，缓急止痛的作用。黄永生教授临证时常用的甘味药物为酸枣仁、黄芪、炒白术、香附、制附子等药物，在冠心病心绞痛的治疗中，主要起到补益中气，缓急止痛的作用。导师临证常将辛味药物与甘味药物合用，达到"辛甘化阳"之效。

苦味能泄能燥能坚，具有清泄火热、泄降气逆、通泄大便、燥湿、坚阴(泻火存阴)等作用。黄永生教授临证时常用的苦味药物为丹参、枳壳、青皮、炒白术、炒苍术、陈皮、香附等药物，在冠心病心绞痛的治疗中，主要起到疏理气机的作用。导师临证常将辛味药物与苦味药物合用，达到辛开苦降之效，使气机调畅，恢复中焦气机升降之能，最终使脾胃的功能恢复正常。

（3）药物归经统计

对 120 味药物归经按照频数高低进行排序，依次为：脾经 12 068 次，占比 21.22%；肝经 12 029 次，占比 21.15%；胃经 8 623 次，占比 15.16%；肾经 7 129 次，占比 12.54%；肺经 6 918 次，占比 12.17%；心经 5 717 次，占比 10.05%；胆经 2 033 次，占比 3.58%；膀胱经 821 次，占比 1.44%；三焦经 732 次，占比 1.29%；大肠经 564 次，占比

0.99%；心包经 227 次，占比 0.40%；小肠经 6 次，占比 0.01%（见表 1-5、图 1-6、图 1-7）。

表 1-5　药物归经统计图

序号	归经	频数	百分比（%）	累计百分比（%）
1	脾	12 068	21.22	21.22
2	肝	12 029	21.15	42.37
3	胃	8 623	15.16	57.54
4	肾	7 129	12.54	70.07
5	肺	6 918	12.17	82.24
6	心	5 717	10.05	92.29
7	胆	2 033	3.58	95.87
8	膀胱	821	1.44	97.31
9	三焦	732	1.29	98.60
10	大肠	564	0.99	99.59
11	心包	227	0.40	99.99
12	小肠	6	0.01	100.00

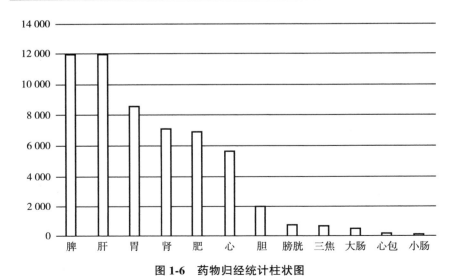

图 1-6　药物归经统计柱状图

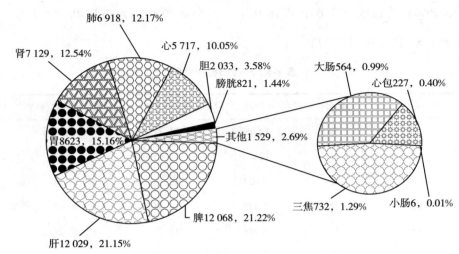

肺6 918，12.17%

肾7 129，12.54%

心5 717，10.05%

胆2 033，3.58%

膀胱821，1.44%

大肠564，0.99%

心包227，0.40%

胃8623，15.16%

其他1 529，2.69%

三焦732，1.29%

小肠6，0.01%

脾12 068，21.22%

肝12 029，21.15%

○脾 ○肝 ●胃 △肾 ○肺 ☆心 □胆 ■膀胱 ◇三焦 □大肠 ❀心包 ✿小肠

图1-7　药物归经统计饼状图

　　黄永生教授治疗冠心病心绞痛的药物归经统计，由高到低依次为脾经21.22%，肝经21.15%，胃经15.16%，肾经12.54%，肺经12.17%，心经10.05%，胆经3.58%，膀胱经1.44%，三焦经1.29%，大肠经0.99%，心包经0.40%，小肠经0.01%。其中脾经、肝经、胃经、肾经、肺经、心经药物使用累计占比92.29%，说明黄永生教授治疗冠心病心绞痛以应用脾经、肝经、胃经、肾经、肺经、心经药物为主。《难经》有"见肝之病，知肝传脾，当先实脾"。的理论，不仅说明了肝病的治疗原则，更体现了中医的整体观念，故治疗疾病时应从整体观念出发着手治疗，而不是只着眼于发病部位。黄永生教授治疗冠心病心绞痛时秉持着"五脏元真通畅，人即安和"的观点，从整体着手治疗。

　　脾胃为后天之本，气血生化之源，能够化生水谷精微，上奉于心。《脾胃论》有"内伤脾胃，百病由生"的理论，黄永生教授亦承此观点，临证常用砂仁、枳壳、青皮、黄芪、炒白术、炒苍术、陈皮、紫苏梗、香附等药物，可以补益脾气，顾护胃气，调理中焦气机之升降。肝主谋虑，心主神明，二者相互协同，能够使人进行正常的精神思维活动。黄永生教授临证常用降香、青皮、酸枣仁、炒苍术、香附等药物，以养肝血、疏肝气。肾为一身阳气之本，内蕴相火，为水火之宅，《内经》曰："治病必求于本"，本乃阴阳，导师承此观点，临证常用砂仁、磁石、制附子、巴戟天、淫羊藿、仙茅等药物，温肾潜阳，补益命门之火。肺主治节，能够助心行血，此外宗气既"走息道"又"贯心脉"，将心与肺进一步连接在一起。黄永生教授临证常用黄芪、陈皮、紫苏梗等药物，以固表实卫，防止外邪侵犯人体。心为五脏六腑之大主，通过经脉连接其他脏腑，进而在生理和病理上相互影响。黄永生教授临证常用丹参、酸枣仁、磁石、制附子、当归以养心血、安心神、温振心阳。

（4）用药模式分析

设置"支持度个数"为800，"置信度"为0.8，共得出113条药物模式，按照出现频度从高到低排序（见表1-6），包含中药8味，分别是：丹参、砂仁、降香、黄芪、炒白术、枳壳、青皮、酸枣仁。其核心药物组合网络图见图1-8。

表1-6　用药模式表

序号	药物模式	频度	序号	药物模式	频度
1	降香，丹参	897	58	降香，黄芪，酸枣仁	812
2	丹参，砂仁	895	59	降香，丹参，黄芪，酸枣仁	812
3	降香，砂仁	891	60	黄芪，炒白术，酸枣仁	811
4	降香，丹参，砂仁	891	61	降香，黄芪，炒白术，砂仁	811
5	丹参，青皮	860	62	丹参，黄芪，炒白术，酸枣仁	811

序号	药物模式	频度	序号	药物模式	频度
6	丹参，枳壳	860	63	降香，丹参，黄芪，炒白术，砂仁	811
7	青皮，枳壳	860	64	青皮，酸枣仁	810
8	丹参，青皮，枳壳	860	65	酸枣仁，枳壳	810
9	砂仁，青皮	854	66	丹参，青皮，酸枣仁	810
10	砂仁，枳壳	854	67	丹参，酸枣仁，枳壳	810
11	丹参，砂仁，青皮	854	68	青皮，酸枣仁，枳壳	810
12	丹参，砂仁，枳壳	854	69	丹参，青皮，酸枣仁，枳壳	810
13	砂仁，青皮，枳壳	854	70	黄芪，砂仁，酸枣仁	809
14	丹参，砂仁，青皮，枳壳	854	71	丹参，黄芪，砂仁，酸枣仁	809
15	降香，青皮	853	72	降香，炒白术，酸枣仁	808
16	降香，枳壳	853	73	降香，丹参，炒白术，酸枣仁	808
17	降香，丹参，青皮	853	74	降香，黄芪，砂仁，酸枣仁	806
18	降香，丹参，枳壳	853	75	降香，丹参，黄芪，砂仁，酸枣仁	806
19	降香，青皮，枳壳	853	76	炒白术，砂仁，酸枣仁	805
20	降香，丹参，青皮，枳壳	853	77	降香，黄芪，炒白术，酸枣仁	805
21	降香，砂仁，青皮	850	78	丹参，炒白术，砂仁，酸枣仁	805
22	降香，砂仁，枳壳	850	79	降香，丹参，黄芪，炒白术，酸枣仁	805
23	降香，丹参，砂仁，青皮	850	80	炒白术，青皮	804
24	降香，丹参，砂仁，枳壳	850	81	炒白术，枳壳	804
25	降香，砂仁，青皮，枳壳	850	82	丹参，炒白术，青皮	804
26	降香，丹参，砂仁，青皮，枳壳	850	83	丹参，炒白术，枳壳	804
27	丹参，酸枣仁	842	84	炒白术，青皮，枳壳	804
28	降香，酸枣仁	835	85	砂仁，青皮，酸枣仁	804
29	降香，丹参，酸枣仁	835	86	砂仁，酸枣仁，枳壳	804
30	砂仁，酸枣仁	833	87	丹参，炒白术，青皮，枳壳	804
31	丹参，砂仁，酸枣仁	833	88	丹参，砂仁，青皮，酸枣仁	804

序号	药物模式	频度	序号	药物模式	频度
32	丹参，黄芪	830	89	丹参，砂仁，酸枣仁，枳壳	804
33	丹参，炒白术	829	90	砂仁，青皮，酸枣仁，枳壳	804
34	降香，砂仁，酸枣仁	829	91	丹参，砂仁，青皮，酸枣仁，枳壳	804
35	降香，丹参，砂仁，酸枣仁	829	92	降香，青皮，酸枣仁	803
36	降香，黄芪	824	93	降香，酸枣仁，枳壳	803
37	降香，丹参，黄芪	824	94	降香，丹参，青皮，酸枣仁	803
38	降香，炒白术	823	95	降香，丹参，酸枣仁，枳壳	803
39	黄芪，炒白术	823	96	降香，青皮，酸枣仁，枳壳	803
40	降香，丹参，炒白术	823	97	降香，丹参，青皮，酸枣仁，枳壳	803
41	丹参，黄芪，炒白术	823	98	黄芪，青皮	802
42	黄芪，砂仁	821	99	黄芪，枳壳	802
43	丹参，黄芪，砂仁	821	100	丹参，黄芪，青皮	802
44	炒白术，砂仁	820	101	丹参，黄芪，枳壳	802
45	丹参，炒白术，砂仁	820	102	黄芪，青皮，枳壳	802
46	黄芪，酸枣仁	818	103	降香，炒白术，砂仁，酸枣仁	802
47	降香，黄芪，砂仁	818	104	丹参，黄芪，青皮，枳壳	802
48	丹参，黄芪，酸枣仁	818	105	黄芪，炒白术，砂仁，酸枣仁	802
49	降香，丹参，黄芪，砂仁	818	106	降香，丹参，炒白术，砂仁，酸枣仁	802
50	降香，黄芪，炒白术	817	107	丹参，黄芪，炒白术，砂仁，酸枣仁	802
51	降香，炒白术，砂仁	817	108	降香，砂仁，青皮，酸枣仁	800
52	降香，丹参，黄芪，炒白术	817	109	降香，砂仁，酸枣仁，枳壳	800
53	降香，丹参，炒白术，砂仁	817	110	降香，丹参，砂仁，青皮，酸枣仁	800
54	炒白术，酸枣仁	814	111	降香，丹参，砂仁，酸枣仁，枳壳	800
55	丹参，炒白术，酸枣仁	814	112	降香，砂仁，青皮，酸枣仁，枳壳	800
56	黄芪，炒白术，砂仁	814	113	降香，丹参，砂仁，青皮，酸枣仁，枳壳	800
57	丹参，黄芪，炒白术，砂仁	814			

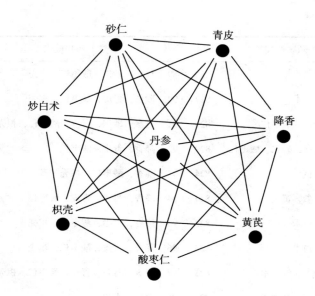

图1-8 核心药物组合网络图

　　丹参、降香、砂仁、黄芪、炒白术、枳壳、青皮、酸枣仁，此8味中药为黄永生教授治疗冠心病心绞痛的核心药物，大致体现了气血同治的用药思想。丹参、降香、砂仁是导师治疗冠心病心绞痛最常用的药物组合，有《时方歌括》丹参饮之意，以降香易檀香，更加本方活血祛瘀之功效，三药合用，以丹参、降香入血分，化瘀滞，砂仁理气机，为治疗血瘀的核心药物。黄芪、炒白术补气健脾，助脾胃运化之能。枳壳、青皮苦泄辛行，共同调理气机之升降。酸枣仁主入心肝，具有养心阴，益肝血的功效。

　　（5）组方规则分析

　　对以上113条药物模式进行组方规则分析，共得出1 026条组方规则，置信度为1的关联组合共111条（见表1-7）。

表 1-7　置信度为 1 的关联组合表

序号	规则	置信度	序号	规则	置信度
1	降香→丹参	1	57	降香，枳壳→丹参，青皮	1
2	黄芪→丹参	1	58	降香，青皮→丹参，枳壳	1
3	炒白术→丹参	1	59	降香，酸枣仁，枳壳→丹参	1
4	砂仁→丹参	1	60	降香，砂仁，枳壳→青皮	1
5	青皮→丹参	1	61	降香，砂仁，青皮→枳壳	1
6	酸枣仁→丹参	1	62	降香，酸枣仁，枳壳→青皮	1
7	枳壳→丹参	1	63	降香，青皮，酸枣仁→枳壳	1
8	枳壳→青皮	1	64	黄芪，炒白术，砂仁→丹参	1
9	青皮→枳壳	1	65	黄芪，炒白术，酸枣仁→丹参	1
10	降香，黄芪→丹参	1	66	黄芪，砂仁，酸枣仁→丹参	1
11	降香，炒白术→丹参	1	67	黄芪，青皮，枳壳→丹参	1
12	降香，砂仁→丹参	1	68	丹参，黄芪，枳壳→青皮	1
13	降香，青皮→丹参	1	69	丹参，黄芪，青皮→枳壳	1
14	降香，酸枣仁→丹参	1	70	黄芪，枳壳→丹参，青皮	1
15	降香，枳壳→丹参	1	71	黄芪，青皮→丹参，枳壳	1
16	降香，枳壳→青皮	1	72	炒白术，砂仁，酸枣仁→丹参	1
17	降香，青皮→枳壳	1	73	炒白术，青皮，枳壳→丹参	1
18	黄芪，炒白术→丹参	1	74	丹参，炒白术，枳壳→青皮	1
19	黄芪，砂仁→丹参	1	75	丹参，炒白术，青皮→枳壳	1
20	黄芪，青皮→丹参	1	76	炒白术，枳壳→丹参，青皮	1
21	黄芪，酸枣仁→丹参	1	77	炒白术，青皮→丹参，枳壳	1
22	黄芪，枳壳→丹参	1	78	砂仁，青皮，酸枣仁→丹参	1
23	炒白术，砂仁→丹参	1	79	砂仁，青皮，枳壳→丹参	1
24	炒白术，青皮→丹参	1	80	丹参，砂仁，枳壳→青皮	1
25	炒白术，酸枣仁→丹参	1	81	丹参，砂仁，青皮→枳壳	1

序号	规则	置信度	序号	规则	置信度
26	炒白术，枳壳→丹参	1	82	砂仁，枳壳→丹参，青皮	1
27	砂仁，青皮→丹参	1	83	砂仁，青皮→丹参，枳壳	1
28	砂仁，酸枣仁→丹参	1	84	砂仁，酸枣仁，枳壳→丹参	1
29	砂仁，枳壳→丹参	1	85	青皮，酸枣仁，枳壳→丹参	1
30	青皮，酸枣仁→丹参	1	86	丹参，酸枣仁，枳壳→青皮	1
31	青皮，枳壳→丹参	1	87	丹参，青皮，酸枣仁→枳壳	1
32	丹参，枳壳→青皮	1	88	酸枣仁，枳壳→丹参，青皮	1
33	丹参，青皮→枳壳	1	89	青皮，酸枣仁→丹参，枳壳	1
34	枳壳→丹参，青皮	1	90	砂仁，酸枣仁，枳壳→青皮	1
35	青皮→丹参，枳壳	1	91	砂仁，青皮，酸枣仁→枳壳	1
36	酸枣仁，枳壳→丹参	1	92	降香，黄芪，炒白术，砂仁→丹参	1
37	黄芪，枳壳→青皮	1	93	降香，黄芪，炒白术，酸枣仁→丹参	1
38	黄芪，青皮→枳壳	1	94	降香，黄芪，砂仁，酸枣仁→丹参	1
39	炒白术，枳壳→青皮	1	95	降香，炒白术，砂仁，酸枣仁→丹参	1
40	炒白术，青皮→枳壳	1	96	降香，砂仁，青皮，枳壳→丹参	1
41	砂仁，枳壳→青皮	1	97	降香，丹参，砂仁，枳壳→青皮	1
42	砂仁，青皮→枳壳	1	98	降香，丹参，砂仁，青皮→枳壳	1
43	酸枣仁，枳壳→青皮	1	99	降香，砂仁，枳壳→丹参，青皮	1
44	青皮，酸枣仁→枳壳	1	100	降香，砂仁，青皮→丹参，枳壳	1
45	降香，黄芪，炒白术→丹参	1	101	降香，青皮，酸枣仁，枳壳→丹参	1
46	降香，黄芪，砂仁→丹参	1	102	降香，丹参，酸枣仁，枳壳→青皮	1
47	降香，黄芪，酸枣仁→丹参	1	103	降香，丹参，青皮，酸枣仁→枳壳	1
48	降香，炒白术，砂仁→丹参	1	104	降香，酸枣仁，枳壳→丹参，青皮	1
49	降香，炒白术，酸枣仁→丹参	1	105	降香，青皮，酸枣仁→丹参，枳壳	1
50	降香，砂仁，青皮→丹参	1	106	黄芪，炒白术，砂仁，酸枣仁→丹参	1
51	降香，砂仁，酸枣仁→丹参	1	107	砂仁，青皮，酸枣仁，枳壳→丹参	1

序号	规则	置信度	序号	规则	置信度
52	降香，砂仁，枳壳→丹参	1	108	丹参，砂仁，酸枣仁，枳壳→青皮	1
53	降香，青皮，酸枣仁→丹参	1	109	丹参，砂仁，青皮，酸枣仁→枳壳	1
54	降香，青皮，枳壳→丹参	1	110	砂仁，酸枣仁，枳壳→丹参，青皮	1
55	降香，丹参，枳壳→青皮	1	111	砂仁，青皮，酸枣仁→丹参，枳壳	1
56	降香，丹参，青皮→枳壳	1			

（6）药物关联度分析

设置相关度为 8，惩罚度为 2，得出药物之间的关联度，将关联系数≥0.04 的药对按照从高到低的顺序进行排序（见表 1-8）。

表 1-8　药物关联系数表（关联系数≥0.04）

序号	项目 1	项目 2	关联系数	序号	项目 1	项目 2	关联系数
1	清半夏	山药	0.381 054 9	100	炙甘草	枸杞子	0.111 836 1
2	清半夏	枸杞子	0.371 021 9	101	茯苓	巴戟天	0.111 705 7
3	山茱萸	巴戟天	0.296 850 9	102	山茱萸	磁石	0.111 006 8
4	山药	巴戟天	0.292 619 2	103	枸杞子	磁石	0.110 326 9
5	枸杞子	巴戟天	0.286 361 8	104	山茱萸	陈皮	0.110 015 7
6	山药	熟地黄	0.266 252 3	105	首乌藤	陈皮	0.109 503 1
7	山茱萸	熟地黄	0.264 366 9	106	生地黄	炙甘草	0.108 577 8
8	枸杞子	熟地黄	0.263 430 7	107	炙甘草	熟地黄	0.108 317 9
9	淫羊藿	制附子	0.259 180 8	108	生地黄	陈皮	0.107 091
10	山茱萸	生地黄	0.252 413	109	山药	陈皮	0.104 886 6
11	当归	制附子	0.248 229	110	枸杞子	陈皮	0.103 351 6
12	茯苓	知母	0.230 645 5	111	茯苓	陈皮	0.099 935 98
13	茯苓	当归	0.224 890 1	112	炙甘草	三七	0.094 843 51
14	厚朴	磁石	0.223 579 5	113	炙甘草	僵蚕	0.093 084 34

序号	项目1	项目2	关联系数	序号	项目1	项目2	关联系数
15	知母	磁石	0.221 077	114	巴戟天	香附	0.091 644 11
16	茯苓	淫羊藿	0.219 642 8	115	炒白术	制附子	0.091 469 97
17	清半夏	制附子	0.215 793 8	116	制附子	黄芪	0.089 848 22
18	淫羊藿	磁石	0.210 056 6	117	巴戟天	紫苏梗	0.089 486 12
19	制附子	干姜	0.206 841 7	118	紫苏梗	熟地黄	0.085 799 22
20	厚朴	熟地黄	0.206 566	119	炒白术	柴胡	0.084 605 11
21	知母	熟地黄	0.204 441 8	120	熟地黄	香附	0.084 286 87
22	仙茅	干姜	0.202 391 9	121	炙甘草	水蛭	0.084 050 36
23	黄柏	干姜	0.202 391 9	122	酸枣仁	胆南星	0.083 115 73
24	厚朴	干姜	0.202 391 9	123	巴戟天	熟地黄	0.080 530 58
25	当归	磁石	0.200 710 6	124	生地黄	巴戟天	0.080 302 42
26	当归	干姜	0.200 195	125	巴戟天	陈皮	0.080 020 28
27	知母	干姜	0.199 944 6	126	酸枣仁	制附子	0.079 542 7
28	淫羊藿	干姜	0.198 403	127	炒苍术	苍术	0.078 068 42
29	仙茅	生地黄	0.197 585 3	128	酸枣仁	磁石	0.077 779 23
30	生地黄	黄柏	0.197 585 3	129	胆南星	黄芪	0.075 262 78
31	生地黄	厚朴	0.197 585 3	130	首乌藤	紫苏梗	0.074 383 8
32	生地黄	知母	0.195 5647	131	炒白术	泽泻	0.073 857 72
33	仙茅	首乌藤	0.193 786 9	132	炒白术	巴戟天	0.073 484 93
34	黄柏	首乌藤	0.193 786 9	133	紫苏梗	干姜	0.073 243 02
35	当归	熟地黄	0.193 069 5	134	首乌藤	香附	0.073 052 59
36	首乌藤	知母	0.191 809 8	135	生地黄	紫苏梗	0.072 189 39
37	淫羊藿	熟地黄	0.188 844 6	136	生地黄	香附	0.070 868 91
38	首乌藤	山药	0.187 803 1	137	首乌藤	巴戟天	0.070 487 98
39	山茱萸	首乌藤	0.186 256 8	138	香附	干姜	0.069 994 15
40	首乌藤	枸杞子	0.185 488 6	139	炒苍术	柴胡	0.069 759 65

序号	项目1	项目2	关联系数	序号	项目1	项目2	关联系数
41	清半夏	干姜	0.183 131	140	炒白术	厚朴	0.069 606 16
42	茯苓	清半夏	0.181 472 5	141	炒白术	知母	0.068 941 86
43	当归	首乌藤	0.180 163 5	142	炒白术	香附	0.067 519 93
44	生地黄	淫羊藿	0.179 984 2	143	酸枣仁	茵陈	0.064 410 06
45	淫羊藿	首乌藤	0.176 238 7	144	酸枣仁	泽泻	0.063 037 81
46	当归	炙甘草	0.174 135 1	145	酸枣仁	紫苏梗	0.062 741 64
47	淫羊藿	炙甘草	0.173 037	146	酸枣仁	香附	0.062 122 64
48	清半夏	磁石	0.172 361 2	147	炒白术	紫苏梗	0.062 026 89
49	仙茅	炙甘草	0.168 208 1	148	炒苍术	泽泻	0.059 931 99
50	黄柏	炙甘草	0.168 208 1	149	陈皮	干姜	0.059 368 82
51	制附子	紫苏梗	0.165 043 8	150	巴戟天	黄芪	0.059 105 34
52	茯苓	干姜	0.163 227 1	151	炒苍术	制附子	0.058 574 41
53	制附子	香附	0.162 124 5	152	黄芪	香附	0.056 799 35
54	磁石	干姜	0.160 735 5	153	清半夏	黄芪	0.055 608 93
55	茯苓	山药	0.159 961 2	154	炒苍术	茵陈	0.055 498 36
56	茯苓	山茱萸	0.158 256 9	155	石菖蒲	制附子	0.055 112 9
57	茯苓	枸杞子	0.157 411 1	156	茯苓	柴胡	0.054 781 21
58	磁石	香附	0.1524 475	157	酸枣仁	巴戟天	0.054 480 91
59	清半夏	炙甘草	0.150 463	158	淫羊藿	黄芪	0.054 164 17
60	清半夏	熟地黄	0.148 957 6	159	山茱萸	香附	0.054 081 38
61	仙茅	香附	0.145 926 1	160	炙甘草	紫苏梗	0.053 744 61
62	黄柏	香附	0.145 926 1	161	仙茅	黄芪	0.053 553 76
63	厚朴	香附	0.145 926 1	162	黄柏	黄芪	0.053 553 76
64	清半夏	生地黄	0.144 386 6	163	黄芪	厚朴	0.053 553 76
65	知母	香附	0.144 016 9	164	茯苓	郁金	0.053 147 75
66	山药	干姜	0.143 704 9	165	山药	紫苏梗	0.053 091 65

序号	项目1	项目2	关联系数	序号	项目1	项目2	关联系数
67	仙茅	紫苏梗	0.143 598 7	166	知母	黄芪	0.052 948 47
68	黄柏	紫苏梗	0.143 598 7	167	山茱萸	紫苏梗	0.052 246 09
69	淫羊藿	陈皮	0.142 687 8	168	柴胡	制附子	0.052 005 66
70	知母	紫苏梗	0.141 718 4	169	枸杞子	紫苏梗	0.051 826 83
71	清半夏	首乌藤	0.140 834 1	170	紫苏梗	黄芪	0.051 820 99
72	山茱萸	干姜	0.140 215 3	171	炒白术	磁石	0.051 568 66
73	巴戟天	制附子	0.139 817 7	172	山药	香附	0.051 380 81
74	首乌藤	干姜	0.138 552	173	炙甘草	香附	0.051 312 21
75	枸杞子	干姜	0.138 502 1	174	竹茹	制附子	0.050 457 85
76	茯苓	紫苏梗	0.138 355 4	175	郁金	制附子	0.050 457 85
77	熟地黄	干姜	0.138 067 1	176	黄芪	磁石	0.050 134 36
78	淫羊藿	香附	0.137 096	177	枸杞子	香附	0.050 129 47
79	茯苓	香附	0.135 965	178	茯苓	焦栀子	0.048 272 98
80	淫羊藿	紫苏梗	0.134 804	179	胆南星	紫苏梗	0.048 189 04
81	茯苓	炙甘草	0.131 521 9	180	胆南星	香附	0.047 793 39
82	生地黄	干姜	0.131 494 1	181	酸枣仁	淫羊藿	0.047 019 18
83	炙甘草	磁石	0.128 035 5	182	仙茅	酸枣仁	0.046 506 46
84	制附子	陈皮	0.128 033 2	183	酸枣仁	黄柏	0.046 506 46
85	巴戟天	磁石	0.122 266 8	184	酸枣仁	厚朴	0.046 506 46
86	当归	香附	0.121 138 8	185	酸枣仁	知母	0.045 997 92
87	山药	制附子	0.121 064 7	186	当归	炒白术	0.045 862 35
88	当归	陈皮	0.119 653 7	187	焦栀子	制附子	0.045 837 6
89	山茱萸	制附子	0.119 523 6	188	当归	黄芪	0.044 963 48
90	当归	紫苏梗	0.118 919 3	189	柴胡	紫苏梗	0.044 762 75
91	枸杞子	制附子	0.118 759 5	190	柴胡	香附	0.044 393 14
92	清半夏	香附	0.118 665 6	191	清半夏	酸枣仁	0.044 308 78

序号	项目1	项目2	关联系数	序号	项目1	项目2	关联系数
93	炙甘草	巴戟天	0.118 496 5	192	炒苍术	巴戟天	0.043 102 47
94	清半夏	紫苏梗	0.116 458 3	193	茯苓	石菖蒲	0.042 504 43
95	炙甘草	首乌藤	0.116 432 8	194	仙茅	龙齿	0.042 029 8
96	清半夏	陈皮	0.116 380 1	195	龙齿	当归	0.041 367 47
97	炙甘草	山药	0.116 076 4	196	炙甘草	陈皮	0.040 889 05
98	山茱萸	炙甘草	0.113 234 3	197	龙齿	淫羊藿	0.040 818 15
99	山药	磁石	0.112 377 3	198	柴胡	磁石	0.040 577 55

(7)核心药物组合

基于改进的互信息法，以得到的药物间的关联度分析结果为基础，按照相关度与惩罚度的约束，基于复杂系统熵聚类，演化出药物核心组合，共12组，结果见表1-9，其网络展示图见图1-9。

表1-9　药物核心组合

序号	核心组合1	核心组合2
1	桂枝、大枣、白芍	桂枝、大枣、生姜
2	茯苓、黄柏、磁石	茯苓、生地黄、首乌藤、制附子、磁石、熟地黄
3	川芎、紫石英、石韦	川芎、赤芍、芥子
4	仙茅、山茱萸、山药、知母	山茱萸、黄柏、山药、知母
5	炒苍术、郁金、酸枣仁、焦栀子	炒苍术、竹茹、丝瓜络、酸枣仁、黄芪
6	石菖蒲、郁金、炒白术、胆南星	石菖蒲、郁金、炒白术、黄芪

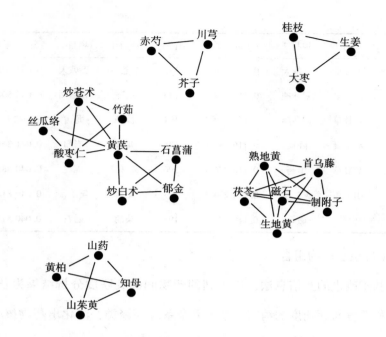

图1-9　药物核心组合网络图

（8）新方组合

基于改进的互信息法和复杂系统熵聚类的分析方法，即在以上核心组合提取结果的基础上，通过无监督的熵层次聚类算法，共得到6个新处方（见表1-10），其网络展示图见图1-10。

表1-10　新方组合表

序列号	新方组合
1	桂枝、大枣、白芍、生姜
2	茯苓、黄柏、磁石、生地黄、首乌藤、制附子、熟地黄
3	川芎、紫石英、石韦、赤芍、芥子
4	仙茅、山茱萸、山药、知母、黄柏
5	炒苍术、郁金、酸枣仁、焦栀子、竹茹、丝瓜络、黄芪
6	石菖蒲、郁金、炒白术、胆南星、黄芪

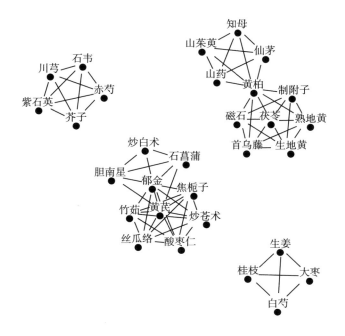

图 1-10 新方组合网络图

通过改进的互信息法和熵聚类的分析方法，在药物间的关联度分析结果的基础上，演化出了 12 组核心药物组合和 6 个新方（见表 1-9、表 1-10）。现分析新方如下：

新方 1：由桂枝、大枣、白芍、生姜组成，是根据经方桂枝汤化裁而来，具有温通心阳、调和营卫的功效。《难经》曰："损其心者，调其荣卫。"故此方可用于治疗心阳虚证。方中桂枝辛甘温煦，通阳扶卫。白芍酸寒，益阴敛营。二药合用，散中有收，营卫同治。大枣甘温，补脾益气，又能助白芍益阴敛营。生姜辛温，能够调和胃气，又能增强桂枝温通心阳的功效，且生姜与大枣合用还能够补益脾胃，益营助卫。四药合用，散中有收，营卫同调，阴阳兼顾。

新方 2：由茯苓、黄柏、磁石、生地黄、首乌藤、制附子、熟地黄组成，具有滋阴填精、潜阳安神的功效，此方可用于治疗真阴不足之证。方中生地黄甘寒，具有养阴清热的功效，入肾经，能够滋阴降火、养阴泄热。熟地黄甘温质润，具有滋阴益精填髓的功效，古人谓其"大补五脏真阴"，入肾经，能够补肾阴，降虚火，益精填髓。黄柏苦寒沉降，具有清虚热，除骨蒸的功效，入肾经，能够泻相火，退骨蒸。三药合用，补中有清，滋而不腻。制附子气雄性悍，走而不守，《医学正传》谓其"能引补血药入血分，以滋养不足之真阴"。故本方与熟地黄配伍以补不足之真阴。磁石质重沉降，入心经以安心神，入肾经以益肾阴，与制附子配伍可镇摄浮阳，引火归元，育阴潜阳。首乌藤以补养阴血，养心安神，茯苓以补益心脾，宁心安神。七药合用，共奏滋阴清热、潜阳安神之功效。

新方3：由川芎、紫石英、石韦、赤芍、芥子组成，具有活血祛瘀、化痰通络的功效，此方可用于治疗痰瘀互结之证。方中川芎辛温行散，具有活血行气的功效。赤芍能入血分，散瘀止痛，川芎与赤芍为《医林改错》中血府逐瘀汤的经典组合，两药合用可活血祛瘀。芥子辛温走散，能够利气机，豁痰浊，通经络。石韦药性寒凉，具有凉血止血、利尿通淋的功效，能够清解血热。紫石英入心经，以镇心安神。

新方4：由仙茅、山茱萸、山药、知母、黄柏组成，具有滋阴降火的功效，此方可用于治疗阴虚火旺之证。方中知母苦甘寒，具有清热滋阴的功效，入肾经，滋肾阴、泻肾火、退骨蒸。黄柏苦寒沉降，具有清虚热、除骨蒸的功效，入肾经，能够泻相火，退骨蒸。知母与黄柏为《医方考》中知柏地黄丸的经典组合，两药合用可滋阴降火。山药甘平，既能补肾固精，又能补脾养胃。山茱萸温而不燥，补而不峻，善补肝肾，山药与山茱萸为《小儿药证直诀》中六味地黄丸的经典组合，二药相伍，共同补益肝脾肾之精。仙茅辛热燥烈，具有补肾阳的功效，本方中起着阳中求阴的作用。《景岳全书》云："善补阴者，必于阳中求阴，则阴得阳升，而源泉不竭。"

新方5：由炒苍术、郁金、酸枣仁、焦栀子、竹茹、丝瓜络、黄芪组成，具有清热化痰、养心安神的功效，可用于治疗痰火扰神之证。方中郁金辛寒，行气解郁，焦栀子苦寒清降，能清泻三焦火邪，竹茹甘寒，善于清热化痰，黄芪甘温入脾经，以补脾益气，炒苍术辛香健脾以和脾胃，丝瓜络甘平，药力平和，用以通络，酸枣仁酸甘，主入心经，以养心血，安心神。

新方6：由石菖蒲、郁金、炒白术、胆南星、黄芪组成，具有开窍醒神，清热除痰的功效，此方可用于治疗痰热闭窍之证。方中石菖蒲辛苦温通，芳香走窜，具有开窍豁痰、醒神辟秽之功，郁金辛寒，行气解郁，二药相伍具有行气化痰、芳香开窍之功效。胆南星性凉，功能清热化痰。黄芪甘温入脾经，以补脾益气，炒白术甘温补虚，苦温燥湿，二药合用能健脾祛痰。

4. 典型验案

例1：刘××，女，53岁，就诊日期：2020年1月3日

主诉：阵发性胸闷痛4年余。

现病史：患者自述上症，现：胸闷痛，后背痛，气短，乏力，太息，口干口苦，心烦，胃胀，打嗝，反酸，烧心，烘热汗出，手足心热，头晕，腰膝酸痛，纳呆，眠可，大便干2~3天/次，小便尚可，舌边尖红，体青紫瘀暗，苔浊腻，脉沉弦。

既往史：冠心病病史 3 年。

辅助检查：心电图示：Ⅱ、Ⅲ、avF 导联 ST 段下移 0.05 mV。BP：130/80 mmHg。

中医诊断：胸痹心痛（痰瘀互结证）。

西医诊断：冠心病心绞痛。

治疗原则：利湿化痰，化瘀通络。

处方：稳心 4 号。

茵陈 45 g，泽泻 30 g，丝瓜络 15 g，焦栀子 10 g，柴胡 10 g，胆南星 10 g，丹参 30 g，砂仁 10 g$^{(后下)}$，降香 10 g$^{(后下)}$，三七 6 g$^{(吞)}$，莪术 15 g，紫苏梗 10 g，香附 15 g。10 付水煎服。

二诊：2020 年 1 月 21 日。服上药后患者太息、胃胀、打嗝、反酸、烧心、腰酸痛减轻。现：胸闷痛，后背痛，气短乏力，口干苦，心烦，烘热汗出，手足心热，头晕，膝酸痛，纳呆，眠可，大便可，小便排尿不尽，舌边尖红体青紫瘀暗，苔薄浊，脉沉弦细。

处方：上方加水蛭 10 g，蝉蜕 10 g，僵蚕 10 g，海藻 30 g，昆布 15 g，生龙牡各 30 g$^{(先煎)}$，上方去三七、莪术。10 付水煎服。

患者自诉服药后原有症状消失，现无明显不适，嘱患者平时注意饮食，勿过食肥甘厚腻，保持良好情绪，避免劳累。

按语：多种因素均可导致胸痹心痛的发生，但在众多的因素中痰浊、瘀血最为关键，二者既是病理产物，又可以作为新的致病因素，且二者之间可以相互影响，痰阻脉道，血行不畅，瘀血乃成，而瘀血停蓄，又会影响津液的正常代谢，聚而生痰，最后形成痰瘀胶结的状态。由于体内痰瘀壅盛，血行不畅，不通则痛，故可见胸闷痛、后背痛、腰膝酸痛；痰浊上扰清窍，可见头晕；痰瘀内停，影响脾胃的运化及肝气的疏泄，故可见乏力、气短、太息及胃部不适、纳呆；痰瘀胶结日久可以化热，故可见口干口苦，心烦，烘热汗出，手足心热，大便干。舌边尖红，体青紫瘀暗，苔浊腻均为痰瘀互结的表现。针对患者的病例特点，采用稳心4号联合丹参饮、香苏饮化裁以施治。二诊时，患者症状有所减轻，但仍未完全消除，且舌仍呈现青紫瘀暗，苔薄浊，说明体内痰瘀仍盛，故而换用化瘀力量更强的虫类药物水蛭以破血逐瘀，并增加了软坚散结的海藻、昆布、生龙牡以进一步瓦解胶固的顽痰，同时还加入了蝉蜕、僵蚕以解除冠脉的痉挛。诸药配合，使痰浊化、瘀血清、血脉畅，疼痛解。由于胸痹心痛的发生与我们的饮食习惯、生活方式息息相关，过食肥甘厚腻会导致体内痰浊的积聚，而不良的情绪刺激及生活方式也会诱发冠脉的痉挛，故而日常的调护对于患者来说也具有至关重要的作用，教育患者养成健康的饮食习惯和生活方式对于胸痹心痛的防治具有积极意义。

例2：张××，女，55岁，就诊日期：2019年11月13日。

主诉：反复胸闷痛伴后背痛2年余。

现病史：胸闷气短，时前胸后背痛，心慌，心烦，心悸，乏力，太息，怕热，手足心热，烘热汗出，胃胀痛，头痛，腰酸痛。纳眠可，二便可，舌红体青紫瘀暗，苔薄，脉沉弦细偶结代。

既往史：高血压病10余年，目前服用硝苯地平控释片控制血压；胃炎10余年；胆息肉6年；子宫切除术后10余年。

月经史：14—40。

辅助检查：心电图示：Ⅱ、Ⅲ、avF ST段水平下移。BP：138/85 mmHg。

诊断：中医诊断：胸痹心痛(气阴两虚证)。

西医诊断：①高血压病；②冠心病心绞痛；③围绝期综合征。

治疗原则：益气养阴，和络止痛。

处方：稳心1号加减。

生地30 g，熟地30 g，山茱萸30 g，山药30 g，枸杞子30 g，枳壳10 g，青皮10 g，茯苓15 g，黄芪60 g，二术各10 g，砂仁10 g，丹参30 g，降香10 g，三七6 g^(吞)，莪术15 g，苏梗10 g，香附15 g，陈皮10 g，炒枣仁30 g，夜交藤30 g，川芎10 g，石韦15 g。10付水煎服。

二诊：2019年12月5日。患者诉服上药后诸症减轻，现阵发性胸闷，时前胸后背痛，气短，心慌，心悸，乏力，太息，怕热，烘热汗出，手足心热，胃胀痛，头痛，腰稍酸痛，余无不适，纳一般，眠可，二便可，舌尖红体青瘀暗，苔薄，脉沉弦细略数。

处方：上方加水蛭10 g，蝉蜕10 g，僵蚕10 g，坤草30 g，川芎加至15 g，石韦加至30 g，上方去三七、莪术。10付水煎服。

三诊：2019年12月31日。服药后患者诉症状减轻，稍有心慌，心悸，怕热，手足心热，胃胀，腰酸痛，纳眠可，大便可，2天1次，小便可，舌边尖红，体青紫瘀暗，苔薄白，脉沉弦。

处方：上方加三七6 g^(吞)，莪术15 g。10付水煎服。

患者自诉服药后原有症状消失，现无明显不适，嘱患者注意调控情绪，保持心情舒畅，低盐低脂饮食，避免劳累。

按：该患者以"反复胸闷痛后背痛2年余"为主症，故可辨证为胸痹心痛，《内经》指出"年四十而阴气自半"，故人到四十岁之后，阴气便会衰减，所以该患者会出现心烦、怕热、手足心热等阴虚之象，久病体虚而导致气虚，气阴两虚导致心失所养，出现胸闷痛，后背痛等症状。方中熟地滋阴填精；生地清热养血生津；山茱萸、山药、枸杞子三药合用能够补益肾阴；枳壳、青皮理气疏肝，调畅气机；茯苓健脾安神；黄芪、白术、苍术、砂仁益气健脾；丹参、降香可化瘀止血、理气止痛；三七、莪术活血化瘀；苏梗、香附、陈皮理气和胃；酸枣仁、夜交藤以养心安神；川芎、石韦通脉止悸。二诊时加入水蛭、蝉蜕、僵蚕可活血化瘀通络。

例3：周某，女，63岁，就诊日期：2019年7月16日。

主诉：反复胸闷痛，后背痛2年余。

现病史：患者自述上症，现：胸闷痛，后背痛，气短，心慌，心烦，心悸，乏力，太息，口干苦，鼻干，怕冷，冬天手足凉，腰凉痛，小腹凉胀，右侧小腿凉，反酸，打嗝，胃胀烧心，畏凉食，头晕昏沉，耳鸣，耳聋，自汗出，惊恐怕声，纳可，眠差易醒，小便可，大便干1天1次，（服番泻叶7年），舌边尖红，体青紫瘀暗，边有齿痕，苔薄黄浊，脉沉弦细。

既往史：肾小球肾炎15年，高血压病10余年，痛风10余年，卵圆孔封堵病史2年余，肺栓塞病史2年余，胆结石、胆囊炎病史半年。

辅助检查：24 h动态心电图示：偶发室性期前收缩；多发房性期前收缩，部分成二联律；短阵房性心动过速。心电图示：V4、V5 ST段斜行下移。

诊断：中医诊断：胸痹心痛(先天伏寒证)。

西医诊断：①冠心病心绞痛；②高血压病。

治疗原则：温阳益气，辛开苦降，调整阴阳。

处方：稳心 2 号加减。

黄柏 10 g，淫羊藿 15 g，巴戟天 10 g，苍术 15 g，仙茅 10 g，黄芪 60 g，白术 10 g，当归 15 g，枳壳 10 g，青皮 10 g，砂仁 10 g，清半夏 7.5 g，知母 10 g，厚朴 10 g，陈皮 10 g，制附子 15 g$^{(先煎)}$，磁石 30 g$^{(先煎)}$，炒酸枣仁 30 g，丹参 30 g，降香 10 g，三七 6 g$^{(吞)}$，莪术 15 g，苏梗 10 g，香附 15 g，生晒参 15 g$^{(单煎兑服)}$，大黄 15 g。10 付水煎服。

二诊：2019 年 8 月 14 日。服上药诸症好转，仍有气短，心慌，心烦，心悸，乏力，太息，口苦，反酸，打嗝，烧心，头晕昏沉，耳聋，纳可，眠差稍改善，小便可，大便干（1 天 1 次服番泻叶），舌淡体青紫瘀暗，边有齿痕，苔薄黄浊，脉沉弦细。

处方：上方制附子加至 30 g$^{(先煎)}$，干姜 15 g，炙甘草 15 g，水蛭 10 g，蝉蜕 10 g，僵蚕 10 g，上方去三七、莪术。10 付水煎服。

三诊：2019 年 8 月 28 日。稍有气短，心慌，心烦，心悸，乏力，太息，耳鸣，怕声，头晕昏沉，纳可，眠差，大便少 1 天 1 次，小便可，舌淡体青紫瘀暗，边有齿痕，苔薄黄浊，脉沉弦细。

处方：上方制附子加至 60 g$^{(先煎)}$，干姜加至 30 g，炙甘草加至 30 g。10 付水煎服。本病例患者以"反复胸闷痛，后背痛"为主症，故辨病为胸痹心痛。患者怕冷日久，以手足和腰部以下为主，乃是先天不足，寒伏于内。患者年逾 60，先天之本不足，肾虚故见耳聋耳鸣，惊恐怕声，眠差易醒。肾虚不能濡养清窍，故见头晕昏沉。肾虚及脾，后天之本亦不充足，脾胃功能受损，故见反酸，打嗝，胃胀烧心，畏凉食。最终脾肾阳虚，气血生化乏源，不能濡养心神，故见胸闷痛，后背痛，心慌，乏力，自汗出。肝体失养，气机阻滞，故见心烦，口干苦等症。结合患者患者舌脉，故辨证为气虚气滞，寒热错杂证，即先天伏寒证。治疗上应以益气温阳，理气和胃，辛开苦降为治疗原则。应用黄师自拟方稳心2号加减。

按语：方中方中以仙茅、仙灵脾、巴戟天为养阳补阳，补肾祛寒。黄芪、白术补气健脾，当归扶正养血通络，清半夏理气健脾，砂仁理气温中，疏泄气机，醒脾开胃，知母、黄柏滋阴降火，苍术燥湿健脾，枳壳、青皮理气止痛，厚朴、陈皮理气健脾，燥湿化痰，制附子温肾助阳，丹参、降香活血化瘀，磁石、炒枣仁宁心安神，丹参、莪术、降香活血化瘀，理气止痛，三七活血止血，苏梗、香附疏肝健脾理气，生晒参大补元气，大黄泻下解毒，活血化瘀。

二诊时患者诸症改善，仍宗上方，去三七、莪术，加大制附子的用量，联合干姜补火助阳，甘草补脾和胃，调和诸药，上三药为四逆汤的组成，达到回阳救逆的疗效，加水蛭、蝉蜕、僵蚕破血逐瘀通络。

三诊患者怕冷等症状减轻，但仍舌淡，体青紫瘀暗，脉沉弦细，可见伏寒症状有好转，但是仍应温肾助阳，故三诊加大制附子、干姜、炙甘草的用量，使阳气温煦周身四末。

例4： 母××，女，55岁，就诊日期：2017年5月11日。

主诉：反复胸闷痛10年伴心慌，加重1个月。

现病史：患者自诉上症，于2007年7月在"唐山市人民医院"诊断为"冠心病"，经系统治疗后症状缓解未复发，现：心慌，乏力，心烦易怒，太息，口干，目干，年轻时手足凉，怕冷，小腹痛，膝痛，胃凉，打嗝，头部不适，畏凉食，纳可，眠一般，二便可，舌边尖红，体青紫瘀暗，苔薄浊腻，脉沉弦细。

既往史：卵巢全切术后 20 年，月经史 14—45。

辅助检查：心界不大，心律 72 次/min，律齐，血压：125/80 mmHg，心电图示：V4、V5 ST 段斜行下移；颈部彩超：双侧颈内静脉周围及下颌下腺外侧均可见多个淋巴结，大小：左侧 1.4 cm×0.6 cm，右侧 1.3 cm×0.6 cm。

诊断：中医诊断：心痛（阳虚气滞挟瘀，寒热错杂证）。

西医诊断：冠心病心绞痛。

治疗原则：温阳益气，活血化瘀，疏肝理气，辛开苦降。

处方：黄柏 10 g，炙淫羊藿 15 g，巴戟天 10 g，苍术 15 g，仙茅 10 g，黄芪 60 g，白术 10 g，当归 15 g，知母 10 g，炒枳壳 10 g，砂仁 10 g，清半夏 7.5 g，厚朴 10 g，陈皮 10 g，制附子 15 g$^{(先煎)}$，龙齿 30 g$^{(先煎)}$，磁石 30 g$^{(先煎)}$，炒枣仁 30 g，丹参 30 g，降香 10 g，水蛭 10 g，蝉蜕 10 g，僵蚕 10 g，苏梗 10 g，香附 15 g。10 付水煎服。

二诊：服上药胸痛、心烦、口干基本消失，乏力、太息、目干、胃凉明显减轻，发作次数较少。现仍稍胸闷，时心慌，乏力，目干，怕冷，畏凉食，打嗝甚，小腹痛减轻，膝痛，时头晕，纳可，眠好转，二便可，舌边尖红，体青紫瘀暗，苔薄浊，脉沉弦细。

处方：黄柏 10 g，炙淫羊藿 15 g，巴戟天 10 g，苍术 15 g，仙茅 10 g，黄芪 60 g，白术 10 g，当归 15 g，知母 10 g，炒枳壳 10 g，砂仁 10 g，清半夏 7.5 g，厚朴 10 g，陈皮 10 g，制附子 30 g，龙齿 30 g，磁石 30 g，炒枣仁 30 g，丹参 30 g，降香 10 g，水蛭 10 g，蝉蜕 10 g，僵蚕 10 g，苏梗 10 g，香附 15 g，干姜 15 g，炙甘草 15 g，白豆蔻 10 g。

10 付水煎服。

三诊：服 10 剂后复诊，诸症好转，胸闷、乏力、太息、目干、头晕基本消失。仍时心慌，气短，恶凉食，打嗝，咽部异物感，时小腹痛，膝痛，纳眠可，大便不成形（每日 1~3 次），小便可，舌红，体青紫瘀暗，苔薄，脉沉弦细。

处方：黄柏 10 g，炙淫羊藿 15 g，巴戟天 10 g，苍术 15 g，仙茅 10 g，黄芪 60 g，白术 10 g，当归 15 g，知母 10 g，炒枳壳 10 g，砂仁 10 g，清半夏 7.5 g，厚朴 10 g，陈皮 10 g，制附子 30 g^{（先煎）}，龙齿 30 g^{（先煎）}，磁石 30 g^{（先煎）}，炒枣仁 30 g，丹参 30 g，降香 10 g，水蛭 10 g，蝉蜕 10 g，僵蚕 10 g，苏梗 10 g，香附 15 g，干姜 15 g，炙甘草 15 g，白豆蔻 10 g，焦山楂 10 g，焦神曲 10 g，焦麦芽 10 g，10 付水煎服。

按语：老师认为先天伏寒证是由于"男女媾精，阳气不足，寒伏于内"造成的一种常见病证，寒邪潜藏在人体，随着人体的生长发育，不断侵袭人体，进而出现了心烦、乏力、太息、口干苦、手足凉等临床表现。方中仙灵脾、巴戟天、仙茅三药可补命门之火，使肾阳充足，黄芪、白术可补益中气，当归养血和络，配伍黄芪，可增强其益气健脾之功；枳壳、青皮理气止痛；清半夏调理全身气机，砂仁行气调中，两药配伍具有辛开之效；知母、黄柏性味苦寒，具有沉降之效，能够引阳归阴；厚朴、苍术、陈皮、紫苏梗、香附擅调脾胃气机；附子温肾暖脾，酸枣仁养心神而止惊悸；磁石具有潜阳之功，可引浮越之阳气入于阴分；丹参、降香可化瘀止血，理气止痛，二药合用，辛香通经，活血通络；三七、莪术活血化瘀；人参补虚，大黄可泻下通便。

例 5：胡××，女，56 岁，就诊日期：2020 年 8 月 4 日。

主诉：反复胸闷痛 5 年，加重 10 天。

现病史：胸闷痛，乏力，稍气短，后背痛，心烦，善太息，手足凉，小腹凉，腰凉痛，膝以下凉，怕冷，胃部不适，右下肢浮肿，纳少，眠差，二便可，舌边尖红体淡青，边有齿痕，苔薄，脉沉弦细。

既往史：既往健康，否认有高血压病、冠心病、糖尿病等病史。

月经史：14—47。

辅助检查：常规心电图。

诊断：中医诊断：胸痹心痛。

西医诊断：冠心病心绞痛。

治疗原则：补中益气，辛开苦降，平调阴阳，化瘀止痛。

处方：稳心 2 号加减。

黄芪 60 g，黄柏 10 g，淫羊藿 15 g，巴戟天 10 g，苍术 15 g，仙茅 10 g，白术 10 g，当归 15 g，枳壳 10 g，青皮 10 g，砂仁 10 g，清半夏 7.5 g，知母 10 g，厚朴 10 g，陈皮 10 g，制附子 15 g$^{(先煎)}$，磁石 30 g$^{(先煎)}$，炒枣仁 30 g，苏梗 10 g，香附 15 g，丹参 30 g，降香 10 g，三七$^{(吞)}$6 g，莪术 15 g。10 付水煎服。

二诊：2020 年 8 月 27 日。服药后，诸症较前好转。现：胸闷痛，后背痛，乏力，善太息，心烦易怒，口干，易汗出，手足凉，小腹及腰凉，膝以下凉，怕冷，胃嘈杂，纳少，眠差，右下肢浮肿，二便可，舌边尖红，体青，苔薄，脉沉弦细。

处方：上方加干姜 15 g，炙甘草 15 g，水蛭 15 g，蝉蜕 10 g，僵蚕 10 g，龙齿 30 g$^{(先煎)}$，上方去三七、莪术。10 付水煎服。

三诊：2020 年 9 月 17 日。服上药，胸闷痛，后背痛，乏力，心烦易怒，膝及以下凉，自汗减轻。现：时胸闷痛，后背痛，乏力，心烦易怒，口干，时自汗，手足凉，小腹凉，腰凉，腰酸痛，膝及以下凉，怕冷，胃部不适，纳少，眠差难入睡，双下肢浮肿，二便可，舌边尖红，体青，苔中后部白腻，脉沉弦细。

处方：上方干姜加至 30 g，炙甘草加至 30 g，加汉防己 30 g。10 付水煎服。

按语：本例患者临床上较为常见，中医讲究辨证论治和整体观念的原则，从证候上此证归属于阳虚气滞挟瘀，寒热错杂之证，阳虚是由气虚进一步发展而来，气虚则乏力，心慌，脉细；阳虚则手足凉，怕冷，胃凉，脉沉；肝郁气滞表现为太息，进一步化火则心烦易怒；气行则血行，气滞则血瘀，故有小腹痛，膝痛，舌体青紫瘀暗，脉弦。故方中黄芪、白术、苍术、砂仁健脾益气，淫羊藿、巴戟天、仙茅温补肾阳，黄柏、知母、清半夏辛开苦降，引阳归阴，为反佐此方过于寒凉，当归、枳壳、厚朴、陈皮行气活血，制附子、龙齿、磁石温阳潜阳，丹参、降香、水蛭、僵蚕、蝉蜕活血通络止痛，炒酸枣仁养心安神，全方诸药合用，寒热共调，调整阴阳，使机体达到新的平衡。

例 6：杨××，女，33 岁，就诊日期：2020 年 8 月 5 日。

主诉：阵发性胸闷气短 7 年。

现病史：阵发性胸闷气短，稍乏力，心烦，偶太息，手足凉，小腹凉，腰凉(经期)，怕冷，胃部不适，纳可，眠多梦，大便干，4~5 日 1 行，小便可，舌边尖红体淡青瘀暗，边有齿痕，苔薄，脉沉弦细。

既往史：甲减 5 年，口服优甲乐治疗；两次流产史，具体时间不详。

辅助检查：常规心电图。

诊断：中医诊断：胸痹心痛；

西医诊断：冠心病心绞痛。

治疗原则：补中益气，辛开苦降，平调阴阳，化瘀止痛。

处方：稳心2号加减。

黄芪60 g，黄柏10 g，淫羊藿15 g，巴戟天10 g，苍术15 g，仙茅10 g，白术10 g，当归15 g，枳壳10 g，青皮10 g，砂仁10 g，清半夏7.5 g，知母10 g，厚朴10 g，陈皮10 g，制附子15 g^{（先煎）}，磁石30 g^{（先煎）}，炒枣仁30 g，苏梗10 g，香附15 g，丹参30 g，降香10 g，三七6 g^{（吞）}，莪术15 g。10付水煎服。

二诊：2020年8月21日。服药后胸闷气短基本消失，乏力，手足凉，小腹凉，腰凉，胃部不适减轻。现：阵发性心悸，心烦，右侧足凉，小腹凉，腰凉稍疼，怕冷，纳眠可，二便可，舌尖红体淡青瘀暗，边有齿痕，苔薄，脉沉弦细。

处方：上方加干姜15 g，炙甘草15 g，水蛭15 g，全蝎10 g，僵蚕10 g，上方去三七、莪术。10付水煎服。

三诊：2020年9月9日。服上药，心悸、心烦基本消失，乏力、手足凉、小腹凉、腰凉好转。现：怕冷，纳眠可，二便可，舌红，体青紫，有齿痕，苔薄，脉沉弦细。

处方：上方干姜加至30 g，炙甘草加至30 g。10付水煎服。

按语：冠心病心绞痛是心血管系统的常见疾病，属于中医的胸痹心痛范畴，其病机多属本虚标实。陈可冀院士认为血瘀贯穿冠心病的整个病程，黄永生教授在临床中以此为基础，认为在血瘀证形成之前，先天伏寒病因是冠心病发病的始动因素，先天伏寒不祛，则病情缠绵难愈。因此，在活血化瘀的同时，应针对伏寒病因进行处方用药，以提高疗效。

> **例7：赵××，女，52岁，就诊日期：2020年8月6日。**

主诉：胸闷2年，加重7天伴乏力，口干，心烦，手足凉，太息。

现病史：胸闷，后背痛，时心慌，心悸，气短，乏力，自汗，口干，心烦，太息，胃胀，打嗝，手足凉，腰膝凉，小腹凉，纳眠可，二便可，舌边尖红，体淡青瘀暗，苔薄浊腻，脉沉弦细略数。

既往史：既往健康，否认有高血压病、冠心病、糖尿病等病史。

月经史：14—49。

辅助检查：常规心电图。

诊断：中医诊断：胸痹心痛。

西医诊断：冠心病心绞痛。

治疗原则：补中益气，辛开苦降，平和阴阳，化瘀止痛。

处方：芪术饮合温潜方加减。

黄芪60 g，二术各10 g，砂仁10 g，制附子15 g^(先煎)，磁石30 g^(先煎)，炒枣仁30 g，苏梗10 g，香附15 g，陈皮10 g，丹参30 g，降香10 g，三七6 g^(吞)，莪术15 g，枳壳10 g，青皮10 g，山萸肉30 g，山药30 g，枸杞子30 g。10付水煎服。

二诊：2020年8月27日。服上药，诸症好转，胸闷减轻，手足凉，腰膝凉，小腹凉好转。现：稍胸闷，时后背痛，时心慌，心悸，稍气短，乏力，自汗，口干，心烦好转明显，偶太息，时打嗝，稍手足凉，腰膝凉，小腹凉，纳眠可，二便可，舌边尖红，体淡青瘀暗，苔薄浊腻，脉沉弦细略数。

处方：上方加干姜15 g，炙甘草15 g，水蛭15 g，蝉蜕10 g，僵蚕10 g，上方去三七、莪术。10付水煎服。

三诊：2020年9月18日。服上药，胸闷、后背痛、气短、乏力减轻，手足凉，腰膝凉，小腹凉减轻。现：稍胸闷，后背痛，心慌，稍心烦，稍气短，乏力，稍太息，稍手足凉，腰膝凉，小腹凉，打嗝，纳眠可，二便可，舌边尖红，体青紫瘀暗，苔薄浊，脉沉弦细略数。

处方：稳心2号加减，黄芪60 g，黄柏10 g，淫羊藿15 g，巴戟天10 g，苍术15 g，仙茅10 g，白术10 g，当归15 g，枳壳10 g，青皮10 g，砂仁10 g，清半夏7.5 g，知母10 g，厚朴10 g，陈皮10 g，制附子60 g$^{(先煎)}$，干姜30 g，炙甘草30 g，磁石30 g$^{(先煎)}$，炒枣仁30 g，苏梗10 g，香附15 g，丹参30 g，降香10 g，水蛭15 g，蝉蜕10 g，僵蚕10 g。10付水煎服。

按语：《素问·上古天真论》中论述了肾中的精气盛衰在人体生长壮老已的变化，其中二七、二八肾气盛，天癸至，五七、五八肾气衰，发堕齿槁，七七、七八肾气衰，天癸竭，也是人体生长壮老已过程的转折点，国医大师任继学教授以此为基础，结合多年临床经验，发现这部分患者具有特征性的病史规律，即女性患者从月经来潮（14岁左右）即有痛经，足凉或手足凉；男性患者从二八（即16岁左右）出现足凉或手足凉，少腹疼痛或遗尿；至35岁（女）或64岁（男）后即出现各种不同疾病的表现。其发病规律与《素问·上古天真论》中论述生、长、壮、老、已过程中女子以七为基数，男子以八为基数规律性变化的时间点相吻合。

在整个病史回顾过程中，足凉或手足凉伴随疾病发展的始终。

例 8：王××，女，50 岁，就诊日期：2020 年 8 月 7 日。

主诉：阵发性胸闷气短 2 年。

现病史：阵发性胸闷气短，乏力，心烦，善太息，足凉，小腹凉，腰凉，膝以下凉，面色萎黄，胃部不适，纳可，眠差，大便可，舌边尖红体青紫瘀暗，边有齿痕，苔薄，脉沉弦细。

既往史：慢性胃炎。

辅助检查：常规心电图。

诊断：中医诊断：胸痹心痛。

西医诊断：冠心病心绞痛。

治疗原则：补中益气，辛开苦降，平和阴阳，化瘀止痛。

处方：芪术饮合温潜方加减。

黄芪 60 g，二术各 10 g，砂仁 10 g，制附子 15 g^{（先煎）}，磁石 30 g^{（先煎）}，炒枣仁 30 g，苏梗 10 g，香附 15 g，陈皮 10 g，丹参 30 g，降香 10 g，三七 6 g^{（吞）}，莪术 15 g，枳壳 10 g，青皮 10 g，山萸肉 30 g，枸杞子 30 g，山药 30 g。10 付水煎服。

二诊：2020 年 8 月 27 日。服上药，诸症好转，胸闷减轻，足凉，小腹凉，腰凉，膝以下凉减轻。现：胸闷，时气短，稍乏力，时心烦，太息，稍足凉，小腹凉，腰膝凉，胃部不适，纳眠可，二便可，舌边尖红，体青紫瘀暗，苔薄浊，脉沉弦细。

处方：上方加干姜 15 g，炙甘草 15 g，水蛭 15 g，蝉蜕 10 g，僵蚕 10 g，上方去三七、莪术。10 付水煎服。

三诊：2020 年 9 月 23 日。服上药，胸闷、气短、胃部不适减轻，腰痛明显减轻。

现：胸闷，气短，手足凉，小腹凉，腰凉，膝及以下凉，胃凉，腰及以下凉，稍乏力，善太息，胃部不适，纳可，眠差易醒，二便可，舌边尖红，体青紫瘀暗，苔薄浊，脉沉弦细，（咳嗽，咳黄痰）。

处方：上方干姜加至 30 g，炙甘草加至 30 g。10 付水煎服。

按语：对于"先天伏寒"这一具体证候而言，患者最为直观的外在表现为足凉或手足凉，疲乏，气短，口干，心烦，善太息，胁肋胀满，腰膝酸软，小便清长，大便溏薄，舌淡隐青，脉沉弱等症状和体征。任继学教授根据《灵枢·天年》："母为基，父为楯"之理，在《伏邪探微》中阐发"伏邪即隐藏于人体至虚处"，从而提出"男女媾精，阳气不足，寒伏于内"即先天伏寒理论假说的核心。

例9：赵××，女，57 岁，就诊日期：2020 年 8 月 7 日。

主诉：胸闷痛 5 年。

现病史：胸闷痛，阵发性心悸，乏力，口干，心烦，善太息，手足凉，小腹凉，腰凉，膝盖及以下稍凉，怕冷，胃疼，打嗝，纳可，眠差，大便 5~6 天 1 行，小便可，舌边尖红，体淡青，边有齿痕，苔薄，脉沉弦细。

既往史：糖尿病 10 余年，口服二甲双胍 1 片/次，3 次/d。

辅助检查：常规心电图。

诊断：中医诊断：胸痹心痛；

西医诊断：冠心病心绞痛。

治疗原则：补中益气，辛开苦降，平和阴阳，化瘀止痛。

处方：稳心 2 号加减。

黄芪 60 g，黄柏 10 g，淫羊藿 15 g，巴戟天 10 g，苍术 15 g，仙茅 10 g，白术 10 g，当归 15 g，枳壳 10 g，青皮 10 g，砂仁 10 g，清半夏 7.5 g，知母 10 g，厚朴 10 g，陈皮 10 g，制附子 15 g$^{(先煎)}$，磁石 30 g$^{(先煎)}$，炒枣仁 30 g，苏梗 10 g，香附 15 g，生晒参 15 g$^{(单煎兑服)}$，大黄 15 g$^{(后下)}$，丹参 30 g，降香 10 g，水蛭 15 g，全蝎 10 g，僵蚕 10 g。10 付水煎服。

二诊：2020 年 8 月 26 日。服上药，诸症好转，乏力减轻，手足凉、小腹凉、腰膝凉减轻，胃痛、打嗝好转明显，口干消失。现：胸闷痛，时心悸，乏力，气短，心烦，善太息，稍手足凉，小腹凉，腰膝凉，怕冷，稍胃痛，打嗝，纳可，眠好转，二便可，舌边尖红体淡瘀暗，苔薄，脉沉弦细。

处方：上方加干姜 15 g，炙甘草 15 g，10 付水煎服。

三诊：2020 年 9 月 15 日。服上药，胸闷痛，心悸，气短，心烦，乏力，手足凉减轻，胃痛明显减轻，打嗝消失。现：稍胸闷痛，后背痛，时心悸，气短，偶心烦，稍乏力，手足凉，小腹凉，腰膝凉，腰疼，善太息，时巅顶痛，纳可，眠差易醒，难入睡，大便可，小便多，舌边尖红体淡青瘀暗，苔薄，脉沉弦细（两睑肿）。

处方：上方干姜加至 30 g，炙甘草加至 30 g，10 付水煎服。

按语：黄永生教授认为，根据"男女媾精，阳气不足，寒伏于内"的假说，先天伏寒虽然一直伏藏于患者体内，但由于在二七、二八之前的阶段，阳气生发，生机蓬勃，肾中精气不断充盈故寒邪伏而未发。随着二七、二八天癸至，开始出现足凉或手足凉的症状，女子可出现痛经；男子可出现少腹疼痛或遗尿，这些是外虚的症状和体征，而足凉或手足凉这一内实症状则隐藏在外虚的症状和体征之中，未能引起充分重视。在之后的漫长病历过程中，因阴寒伏于下，寒邪损伤阳气，脾肾气(阳)虚，阴乘阳位，寒邪逼迫虚阳上越，阳不归阴，离在坎上，少火变成壮火，成阴火上冲之势，火在土上而阴盛于下，出现足凉或手足凉，口干，心烦等上热下寒的症状。同时由于动态时空中患者性格、经济状况、文化教育、外界环境、社会因素的影响，肝气郁滞，气机不利而出现善太息、胁肋胀痛等症状。在五七、五八时，这些隐藏于体内的内实症状和体征因后天之本失于濡养温化，而逐渐浮现于外，如胃痛、胃胀、恶冷、喜热食等。在七七、八八时因内在证候的不断发展和不同外界因素影响的共同作用下，出现各种疾病的特异性症状，会使得外虚症状和体征变得更为复杂。因此在临证中，如果没有抓住先天伏寒证的内实要素，仅仅看到疾病特异性表现的外虚要素，只能治标不治本。

此方由黄芪、黄柏、淫羊藿、巴戟天、苍术、仙茅等药物组成，全方阴阳同治，寒热共调，标本兼顾，辛开苦降，使阴阳调和而其痛自止，共奏温阳益气，辛开苦降，疏肝理气，调整阴阳之功。方中黄芪、白术补中益气健脾，以此补益气血生化之源，使中气充足，从而协助君药补益脾肾；仙茅、巴戟天，补养脾肾之阳，祛除伏寒之邪；当归扶正、养血、通络，与黄芪配伍，可增强益气健脾之功效；苏梗、香附、陈皮从肝治胃；清半夏辛温发散、醒脾开胃，畅达气机，使肺气宣降，具有辛开之效；砂仁理气温中，协助半夏以疏泄气机，醒脾开胃；知母、黄柏苦寒而降，引阳归阴，是为反佐法；枳壳理气而不伤气，合青皮理气行滞而止痛。

例 10： 刘××，男，64 岁，就诊日期：2013 年 9 月 26 日。

主诉：胸闷、气短 5 个月，加重 1 个月。

现病史：该患无诱因出现上症，近期刚出院，住院治疗后好转。心慌，胸闷，活动后气短，心烦，时太息，乏力，打嗝，头晕，有痰，头昏沉，时腰痛，纳眠可，二便可，舌淡青紫，有齿痕，苔薄，脉弦细。

既往史：无饮酒、吸烟史，否认高血压病史。

辅助检查：未做心电图，BP：100/60 mmHg。

诊断：中医诊断：胸痹心痛(气虚血瘀挟痰证)。

西医诊断：冠心病心绞痛。

治疗原则：益气活血化痰，通络止痛。

处方：丹参 30 g，水蛭 10 g，僵蚕 10 g，蝉蜕 10 g，砂仁 10 g，檀香 6.0 g，三七 6.0 g^(吞)，黄芪 60 g，苍术 15 g，白术 15 g，厚朴 15 g，陈皮 15 g，坤草 30 g，仙鹤草 15 g，枳壳 10 g，青皮 10 g，紫苑 15 g，款冬花 30 g。10 付水煎服。

二诊：患者连用 10 剂后，心慌、胸闷减轻；乏力好转，腰痛消失。仍时心慌，胸闷，活动后气短，时心烦，时太息，仍有乏力，有痰，时打嗝，时头晕，纳眠可，二便调，舌淡青紫，苔薄浊腻，稍齿痕，脉弦细。

处方：郁金 15 g，陈皮 15 g，炒枳壳 10 g，泽泻 15 g，石菖蒲 15 g，茵陈 30 g，青皮 10 g，茯苓 15 g，竹茹 10 g，苍术 15 g，白术 15 g，厚朴 15 g，丹参 30 g，砂仁 10 g，檀香 6 g，水蛭 10 g，蝉蜕 10 g，僵蚕 10 g。10 付水煎服。

三诊：服 10 剂继复诊，胸闷、心慌消失；打嗝消失。仍有活动后气短，时太息，乏力，时心烦，有痰，白色泡沫痰，纳可，眠略差，二便可，舌淡青紫，苔薄黄腻，脉沉弦。

处方：干姜 10 g，炙麻黄 7.5 g，桂枝 7.5 g，白芍 30 g，炙甘草 10 g，清夏 7.5 g，细辛 5 g，紫苑 15 g，冬花 30 g，五味子 10 g，射干 10 g。10 付水煎服。

按语：本病的病性为虚实夹杂之证，以气虚为主，兼有痰瘀实证。病位主要在心，与肝脾肺肾密切相关。治疗上应有主次之分，患者第一诊主要以气虚为主，故使用黄芪、苍术、白术、砂仁健脾益气，防止补而不滞，加厚朴、陈皮、枳壳、青皮行气；血瘀贯穿疾病的始终，老师在临床上擅加丹参、檀香、三七、坤草、仙鹤草活血；水蛭、僵蚕、蝉蜕增强理气通络之功；兼有痰故加紫苑、款冬花润肺化痰。第二诊中气虚明显减轻，以痰瘀为主，故使用稳心 4 号方来化痰祛瘀，第三诊患者有白色泡沫痰，百病多由痰作祟，应祛痰为主，故使用小青龙汤加减来温肺化痰。

例 11：蒋××，男，48 岁，就诊日期：2019 年 7 月 18 日。

主诉：胸闷、气短 3 个月余。

现病史：患者自述上症，现：胸闷，气短，心烦，乏力，时太息，口干，咽干，怕冷，冬天手足凉，腰凉酸痛，膝凉，手足心热，后头部疼痛，纳可，眠差，二便可，舌尖红，体青紫瘀暗，边有齿痕，苔白浊腻，脉沉弦细。

既往史：吸烟史 30 余年(未戒)。

辅助检查：心电图示：窦性心律，高耸 T 波，异常心电图；血生化：甘油三酯 8.08 mmol/L；高密度蛋白 0.98 mmol/L。心脏彩超：

EF66%，余未见异常。BP：106/74 mmHg。

诊断：

中医诊断：胸痹心痛（痰瘀互结证）。

西医诊断：冠心病心绞痛。

治疗原则：利湿化痰，化瘀通络。

处方：稳心 4 号加减。

茵陈 45 g，泽泻 30 g，丝瓜络 15 g，焦栀子 10 g，柴胡 10 g，胆南星 10 g，丹参 30 g，砂仁 10 g，降香 10 g，三七 6 g$^{(吞)}$，莪术 15 g。10 付水煎服。

二诊：2019 年 8 月 1 日。服上药后，诸症好转，胸闷、气短、心烦、太息、咽干、口干明显减轻，乏力、膝凉、手足心热、头疼改善。现：腰凉酸痛，纳可，眠差，大便不成形，小便可，舌尖红，体淡青紫瘀暗，边有齿痕，苔薄黄浊腻，脉沉弦细。血压：126/92 mmHg。

处方：上方加海藻 30 g，昆布 30 g，生龙牡各 30 g$^{(先煎)}$，水蛭 10 g，蝉蜕 10 g，僵蚕 10 g。上方去三七、莪术。10 付水煎服。

三诊：2019 年 8 月 15 日。服上药后，仍有胸闷，气短，心烦，太息，咽干、口干苦减轻，乏力、手足心热、头疼减轻。现：时胸痛，膝凉，腰凉酸痛，纳可，眠改善，大便不成形，1 天 2~3 次，小便黄，舌尖红，体青紫瘀暗，边有齿痕，苔薄浊腻，脉沉弦细。BP：130/90 mmHg。

处方：上方去海藻、昆布、生龙牡。10 付水煎服。

四诊：2019 年 9 月 3 日。服上药后，胸闷、气短消失，心烦、胸痛、太息、口干苦减轻，咽干、乏力、手足心热减轻，头疼消失。现：膝凉，腰凉酸痛，纳可，眠可，大便可，小便黄，舌尖红，体青紫瘀暗，边有齿痕，苔薄浊腻，脉沉弦细。BP：120/85 mmHg。

处方：2019 年 8 月 1 日方加三七 6 g^(吞)，莪术 10 g。15 付水煎服。

按语：冠心病是严重危害人类健康的常见病，具有致死、致残的高风险。动脉粥样硬化是导致冠心病的重要因素，贯穿于冠心病心绞痛、冠心病心肌梗死、冠心病支架术后、冠心病搭桥术后、冠心病心衰等系列心血管事件链的始终。目前冠心病的治疗侧重于稳定冠状动脉粥样硬化斑块，认为动脉内的粥样斑块越稳定越好，黄永生教授在多年的临床实践中，对斑块的逆转和消退进行了大量的探索，提出"瘀能化水"的创新理论，以此理论为指导，制定了利湿化痰、化瘀通络的基本治疗原则，"瘀能化水"理论体现在对冠状动脉粥样斑块"化—清—化—清—化……"的动态治疗过程，逐渐使动脉内胶结的有形物质由瘀转为痰，进而化为水，排出体外，恢复血脉的通畅，从而截断了冠心病心绞痛、冠心病心肌梗死、冠心病支架术后、冠心病搭桥术后、冠心病心衰等一系列心血管事件链的发病过程。

本案例见舌尖红，体青紫瘀暗，边有齿痕，苔白浊腻可知瘀中夹有痰湿，痰湿中阻则气机不得下，故胸闷、气短、心烦、时太息，长此以往则人体阳气不得右降化生精气，精血受累，正气匮乏，故乏力，同时中焦痰阻则脾不能运化水液使之上承于口则见口干、咽干等症，痰气郁闭阴阳失衡，必现寒热错杂，因体质不同、郁闭时间不同而有差异。痰与瘀胶于体内堵塞脉络可造成各种心脏病症。

在辨证中舌苔厚腻即有痰邪，舌隐青或瘀暗即为血瘀，应先治标以祛痰化瘀。胸痹心痛为本虚标实之证，《金匮要略·脏腑经络先后病脉证并治》中有"夫病痼疾加以卒病，当先治其卒，后乃治其痼疾"。故在胸痹急性发作期，痰瘀互结为标，当先祛痰化瘀以祛其标实，待痰瘀解除，再扶正固本或攻补兼施。

上证用导师自拟的稳心4号方（茵陈45 g，泽泻30 g，石菖蒲15 g，郁金10 g，茯苓15 g，半夏7.5 g，枳壳10 g，陈皮10 g，竹茹10 g）为底方，加丝瓜络15 g、胆南星10 g，增强其化痰通络之功，再加丹参30、砂仁10 g、降香10 g、三七6 g^(吞)、莪术15 g、柴胡10 g破气化瘀，理顺气血，为防心经留热故加焦栀子10 g启水阴之气上滋，导火热之气下行以畅达郁火。

本法的核心方药为丹参饮合稳心4号，即丹参、砂仁、降香、茵陈、泽泻、石菖蒲、郁金、茯苓、半夏、枳壳、陈皮。丹参饮理气破血、化瘀止痛，将冠脉内的斑块转化为痰浊；茵陈利湿化浊，且清痰瘀胶结蕴生之热；石菖蒲苦燥温通，芳香走窜，行化湿豁痰之功；郁金行气解郁，疏肝利胆助菖蒲之效；半夏燥湿化痰，降逆和胃；茯苓健脾利湿，使湿去则痰不生；枳壳、陈皮行气消痰，使气顺而痰自消；泽泻利水渗湿，使邪有出路。全方搜剔入络，荡涤痰瘀，使痰瘀之邪无所遁形，得化得清，逐渐使胶结于冠状动脉之瘀血痰浊，日久坚凝之斑块脂质，软化消散，化瘀成水，浊邪外清，解决冠心病的根本问题。久结之痰必胶黏难化，需用软坚之法，故加海藻、昆布咸寒之品软坚散结，再加龙牡攻坚除结。以水蛭、僵蚕、蝉蜕破除老血，使脉络畅通。

例12：韩××，女，47岁，就诊日期：2019年7月17日。

主诉：胸闷痛伴后背痛半年余。

现病史：患者自述上症，胸闷痛，后背痛，气短，心慌，心烦，太息，口苦，怕冷，手足凉，腰凉酸痛，小腹凉，膝及以下凉痛，打嗝，时胃胀，畏凉食，左侧头痛，时耳鸣，惊恐怕声，自汗出，纳可，眠时好时差，大便不成形，1 天 1 次（服酵素），小便可，舌淡青紫瘀暗，边有齿痕，苔薄浊，脉沉弦细数。

辅助检查：心电图示：窦性心动过速，QRS 额面右偏+94°，心率 101 次/min。BP：110/80 mmHg。

既往史：月经（17 岁—2019 年 6 月 20 日），盆底肌无力病史 1 年余，一侧输卵管切除（2010 年）。

诊断：中医诊断：心悸（先天伏寒证）。

西医诊断：冠心病心动过速。

处方：稳心 2 号（黄芪 60 g），厚朴 10 g，陈皮 10 g，制附子 15 g$^{(先煎)}$，磁石 30 g$^{(先煎)}$，炒枣仁 30 g，丹参 30 g，降香 10 g，水蛭 10 g，蝉蜕 10 g，僵蚕 10 g，坤草 30 g，生龙牡各 30 g$^{(先煎)}$。10 付水煎服。

二诊：2019 年 8 月 20 日。服上药：胸闷痛减轻，后背痛消失，心慌、手足凉、小腹凉、胃胀减轻，怕声消失，自汗出消失。现：气短，太息，口苦，腰凉酸痛，膝及以下凉痛，耳痛，头昏沉，头痛，纳可，眠多梦，大便干 2~3 天 1 次，小便可，舌淡体青紫瘀暗，边有齿痕，苔薄，脉沉细。BP：100/70 mmHg。

处方：上方制附子加至 30 g，干姜 15 g，炙甘草 15 g，10 付水煎服。

三诊：2019 年 9 月 3 日。服上药：胸闷痛减轻，心慌，小腹凉，胃胀基本消失，手足凉、气短、太息减轻，膝及以下凉痛减轻，耳痛、头昏沉消失，头痛减轻。现：口干，腰凉酸痛，纳可，眠多梦，大便干2～3天1次，小便可，舌淡体瘀暗，苔薄浊，脉沉弦细。BP：130/100 mmHg。

处方：上方制附子加至60 g^{（先煎）}，干姜加至30 g，炙甘草加至30 g，生晒参15 g^{（单煎兑服）}，大黄15 g，6付水煎服。

四诊：2019年9月12日。服上药，胸闷痛。手足凉，小腹凉，气短，太息，膝及以下凉痛，头痛减轻。现：口干，腰凉酸痛，纳呆，眠多梦，大便不成形，1天1～2次，小便可，舌淡，体青瘀暗，苔薄浊，脉沉弦细。BP：90/60 mmHg。

处方：上方制附子加至120 g^{（先煎）}，上方去生晒参，大黄。6付水煎服。

五诊：2019年9月20日。服上药：胸闷痛，小腹凉，气短，太息，膝及以下凉痛，口干，腰凉酸痛均较前减轻，手凉消失，足凉减轻。现：头晕沉，纳可，眠差易犯困，大便可，小便可，舌淡，体青瘀暗，苔薄浊，脉沉弦细。BP：106/76 mmHg。

处方：收尾方加仙灵脾30 g，补骨脂30 g，枸杞子30 g，菟丝子30 g。3付水煎服。

按语：冠心病心动过速是心律失常中的一种常见类型，属中医学"心悸"范畴。心悸乃心中悸动不宁、惊慌不安、不能自主的一种病症。《红炉点雪·惊悸怔忡健忘》篇："惊者，心卒动而不宁也；悸者，心跳动而怕惊也。怔忡者，心中躁动不安，惕惕然如人将捕之。"迄今为止，心律失常还没有理想的治疗药物，许多抗心律失常西药在不断增加剂量的同时，却致严重的心律失常，增加了生命的危险性，西医束手无策。

黄老经过多年的临床实践，发现患者多有先天伏寒证，即"男女媾精，阳气不足，寒伏于内"而成先天伏寒。

伏寒体质具有年龄变化的规律，以足凉、疲乏、口干、心烦、太息为主症，次症为气短、背痛、胃痛或胀、恶冷喜热食、纳差、失眠，舌淡隐青或舌尖红体暗、苔薄白、脉沉弱或沉弦细弱。以气虚气滞、寒热错杂为证候特征，是多种复杂疾病的病因。立法补阳益气，辛开苦降，疏肝理气，调整阴阳，治以伏寒方，在补气补阳的基础上，辛开苦降，调整阴阳，平调寒热，使阴阳调和而其症自止。

根据先天伏寒气(阳)虚气滞，寒热错杂的证候特点，治以稳心 2 号方。方中仙灵脾、巴戟天补养肾阳；黄芪、白术补益中气；清半夏、砂仁辛开苦降而醒脾纳气；黄柏苦降(反佐法——引阳归阴)并有滋阴之效；枳壳、青皮调整气机，疏肝理气。全方在补气补阳的基础上，辛开苦降，调整阴阳，平调寒热。阴寒伏于内则阳气不能潜于下温肾水，土气不固，水气泛于上则心悸不止，阴浊逆阻于上则胃胀、胸闷、头晕。故方中加黑顺片、磁石、龙骨、牡蛎温阳潜阳，陈皮、厚朴理气降浊，用益母草利水降浊、补冲脉止悸，同时加大黄芪的量固土以补气，使阴水不得上泛。再加丹蛭饮活血通络止悸。二诊再加干姜、炙甘草与黑顺片形成四逆汤。温少阴之阳。接下来几诊主要以加大黑顺片用量，大温阳气，扶阳以驱伏寒，解决问题之本。第五诊时寒气已驱逐完毕，为防止寒气再生用黄连阿胶汤交通心肾，肾四味补肾益精，防病之源。

例 13：孙××，女，67 岁，就诊日期：2020 年 10 月 7 日。

主诉：胸闷痛伴后背痛 8 月余，加重 7 天。

现病史：患者在 8 个月前在没有明显诱因的情况下出现胸闷痛，遂到"中日联谊医院"就诊，经查心电图及其他相关检查后，诊断为冠心病心绞痛，经系统治疗(具体用药不详)后好转，平素用复方丹参滴丸维持治疗。7 天前患者因感寒胸闷痛再次出现，据以往经验，遂口服复方丹参滴丸，其后症状未见明显缓解，于是来我门诊就诊。现症：胸闷痛，气短，乏力，心烦，口干，手足凉，善太息，脘腹胀满，畏凉食，纳尚可，睡眠差且多梦，二便尚可，舌尖红，体青紫边有齿痕，苔薄浊，脉沉弦细。

既往史：冠心病病史 8 个月。

体格检查：心电图示：ST 段低平。BP：130／80 mmHg。

诊断：中医诊断：胸痹心痛(先天伏寒证)。

西医诊断：冠心病心绞痛。

治疗原则：补阳益气、辛开苦降、疏肝理气、调整阴阳。

处方：黄芪 60 g，知母 10 g，炒白术 15 g，苍术 20 g，砂仁 10 g^(后下)，黄柏 10 g，制附子 15 g^(先煎)，巴戟天 10 g，仙茅 10 g，淫羊藿 15 g，枳壳 10 g，炒酸枣仁 30 g，青皮 10 g，何首乌藤 30 g。10 付水煎服。

二诊：2020 年 10 月 22 日。服上药：胸闷、气短明显好转，手足凉减轻。现时胸闷，乏力，口干，心烦，太息，纳可，眠差改善，二便可，舌尖红，体淡青瘀暗，边有齿痕，苔薄浊，脉弦细。BP：120/70 mmHg。

处方：上方附子加至 30 g^(先煎)，加干姜 15 g，炙甘草 15 g，加服丹蛭饮(有丹参、水蛭等组成)，10 付水煎服。

三诊：2020 年 11 月 15 日。服药后胸闷、气短消失，手足凉明显好转。现：稍乏力，腹泻，水样便，余无明显不适，纳眠可，小便可，舌边尖红，体青紫瘀暗，边有齿痕，苔薄浊腻，脉弦。BP：124/84 mmHg。

处方：上方制附子加至 60 g^(先煎)，干姜 30 g，炙甘草 30 g。10 付水煎服。

四诊：2020 年 9 月 4 日。服上药后，胸闷痛，气短，乏力均消失。现：无明显不适，纳眠可，二便可。水样便 7~8 次/d，小便可，舌质瘀暗，苔薄，脉沉。BP：120/70 mmHg。

处方：阿胶 15 g^(烊化)，黄芩 15 g，生鸡蛋黄 1 个，黄连 15 g，白芍 40 g，炙甘草 10 g。3 付水煎服。

按语：本案患者素有冠心病病史，本次就诊其症状、体征均符合冠心病典型特征，因此西医诊断为"冠心病心绞痛"。根据该患"乏力、口干、心烦、手足凉、善太息"的特征，结合舌脉不难诊断为"先天伏寒证"。因此，先生予以辛开苦降，温阳益气之法治之，初诊加附子 15 g，且嘱患者先煎 30 min。可见附子的使用是在准确辨证的基础上。二诊，患者病去大半，遵"效不更方"之旨，上方附子加至 30 g，先煎 60 min，同时加干姜、炙甘草各 15 g，以驱除寒邪。随后三、四诊中附子的剂量均成倍增加，其煎煮时间也相应延长，同时干姜、炙甘草剂量也按 1∶1 的形式进行了调整。终致寒邪得去，正气得复。"治病求本"，准确的辨证是治疗的基础，附子的使用亦是如此。另外，附子逐渐增量，久煎，配伍干姜、炙甘草成为了先生常用的去性取用之法。

例 14： 董××，男，59 岁，就诊日期：2020 年 12 月 5 日。

主诉：胸闷伴乏力 3 年，加重 7 天。

现病史：患者自述上症，现：胸闷，后背痛，乏力，口干，心烦，太息，怕冷，手足凉，畏凉食，时胃嘈杂，腰酸痛，纳差，眠差，二便可，舌尖红，体胖大，质青紫瘀暗，脉沉弦。

既往史：否认。

辅助检查：消化系统彩超示胆囊壁粗糙；血生化：载脂蛋白 B 1.34 g/L，低密度脂蛋白 3.74 mmol/L；心电图示：ST-T 改变。BP：155/90 mmHg。

诊断：中医诊断：胸痹心痛（先天伏寒证）。

西医诊断：冠心病心绞痛；慢性胆囊炎。

治疗原则：温补脾肾，益气化瘀。

处方：黄芪 60 g，炒白术 10 g，苍术 10 g，制附子 15 g^{（先煎）}，磁石 30 g，龙齿 30 g，苏梗 10 g，香附 15 g，陈皮 10 g，丹参 30 g，砂仁 10 g^{（后下）}，降香 10 g，水蛭 10 g，蝉蜕 10 g，僵蚕 10 g，枸杞 30 g，山萸肉 30 g，炒枣仁 30 g，首乌藤 30 g。10 付水煎服。

二诊：2020 年 12 月 20 日。服药后，胸闷减轻，后背痛好转，乏力明显减轻，手足凉较前好转。现症：胸闷痛，稍乏力，仍有口干，心烦，太息，怕冷，手足凉，畏凉食，时胃嘈杂，稍腰酸痛，纳差，眠好转，二便可，舌尖红，体胖大，质青紫瘀暗，脉沉弦。BP：140/90 mmHg。

处方：上方制附子加至 30 g^{（先煎）}，加干姜 15 g，炙甘草 15 g。10 付水煎服。

三诊：2021 年 1 月 5 日。服上药：胸闷、后背痛基本消失，手足凉较前好转明显。现症：稍乏力，口干，时心烦，稍手足凉，时胃嘈杂，稍有要酸痛，纳差，眠好转，二便可，舌尖红，体胖大，质青紫瘀暗，脉沉弦。BP：145/90 mmHg。

处方：上方加焦三仙各 15 g，生内金 10 g，莱菔子 30 g，黄连 10 g，肉桂 3 g，10 付水煎服。

四诊：2021 年 1 月 20 日。服药后，纳差好转明显，口干、心烦基本消失，手足凉基本消失。现：时稍乏力，稍腰痛，纳眠可，纳眠可，二便可，舌淡红，苔薄白，脉沉。BP：130/80 mmHg。

处方：阿胶 15 g^(烊化)，黄芩 15 g，生鸡蛋黄 1 个，黄连 15 g，白芍 40 g，炙甘草 10 g。3 付水煎服。

按语：经云："人年四十而阴气自半"。该患者为老年男性，脾肾阳气已乏。固有气短、乏力，手足凉，畏凉食等脾肾阳虚的表现。故黄师初诊重用黄芪以益其气，用附子以温其阳。然患者口干、心烦，此为下元不足，阴火上冲之表现，初诊方加磁石、龙齿等重镇之品，以潜其上冲之阴火。附子与磁石、龙齿相配，谓之温潜。可潜上冲之火，可温下虚之阳。又因患者胸闷、后背痛，结合舌脉，故加丹参、水蛭、蝉蜕、僵蚕等活血通经之品。组方严密，补中有行，补而不滞。二诊遵效不更方之旨，加大附子用量，伍以干姜、炙甘草，如此则去性取用而善其本。三诊，根据患者口干、心烦，食欲不振，加黄连、肉桂以交通心肾，焦三仙、鸡内金以健脾胃。如此患者诸症皆愈。

例 15：韩××，男，46 岁，就诊日期：2020 年 12 月 31 日。

主诉：胸闷、气短 1 年余。

现病史：患者自诉上症，现：胸闷气短，前胸后背痛，时心烦，乏力，太息，口干，手足心热，时烧心，头痛，盗汗，怕冷，余无明显不适，纳眠可，二便可，舌边尖红，体淡青紫瘀暗，边有齿痕，苔薄浊，脉沉弦细略数。

既往史：吸烟史 20 余年（未戒）；甲状腺结节 1 年余；冠脉造影手术。

辅助检查：心电图示：窦性心律，QRS 额面心电轴正常范围，ST 段略下移；甘油三酯 3.83 mmol/L。BP：135／84 mmHg。

诊断：中医诊断：胸痹心痛（阴虚气滞兼痰瘀互结证）。

西医诊断：冠心病心绞痛。

治疗原则：益气养阴，通络止痛。

处方：稳心 1 号。

黄芪 60 g，二术各 10 g，砂仁 10 g，苏梗 10 g，香附 15 g，陈皮 10 g，丹参 30 g，降香 10 g，三七^{（吞）}6 g，莪术 15 g，坤草 30 g，蝉蜕 10 g，僵蚕 10 g。10 付水煎服。

二诊：2021 年 2 月 23 日。停药 1 月余。现：稍气短，前胸后背痛，稍乏力，口干，时烧心，头痛，盗汗，怕冷，余无明显不适，纳眠可，二便可，舌体青紫瘀暗，边有齿痕，苔薄浊微黄，脉沉弦细。BP：110/80 mmHg。

处方：上方加水蛭 15 g，上方去三七、莪术。10 付水煎服。

三诊：2021 年 3 月 11 日。服上药：乏力、盗汗减轻。现：胸闷，气短，前胸后背痛，时心悸，心烦，太息，稍乏力，口干，时烧心，头晕沉，目干，时盗汗，余无不适，纳眠可，二便可，舌淡，体青紫瘀暗，苔薄黄腻，脉沉弦细。BP：128/87 mmHg。

处方：稳心 4 号。

茵陈 45 g，泽泻 30 g，丝瓜络 15 g，焦栀子 10 g，柴胡 10 g，胆南

星 10 g，丹参 30 g，砂仁 10 g$^{(后下)}$，降香 10 g，水蛭 15 g，蝉蜕 10 g，僵蚕 10 g。10 付水煎服。

四诊：2021 年 4 月 1 日。服上药：诸症减轻，前胸痛、心悸明显减轻，心烦、太息、烧心、头晕沉消失。现：稍胸闷，气短，时前胸痛，后背痛，时心悸，稍乏力，口干，稍口苦，时头痛，目干，盗汗，纳眠可，二便可，舌淡，体青紫瘀暗，边有齿痕，苔薄黄，脉沉弦细。BP：120/74 mmHg。

处方：上方丝瓜络加至 20 g。10 付水煎服。

按语：冠心病心绞痛即中医之胸痹心痛，是由于正气亏虚，饮食、情志、寒邪等所引起的以痰浊、瘀血、气滞和寒凝痹阻心脉，以膻中或左胸部发作性憋闷、疼痛为主要临表现的一种病证。轻者偶发短暂轻微的胸部沉闷或隐痛，或为发作性膻中或左胸含糊不清的不适感；重者疼痛剧烈，或呈压榨样绞痛。常伴有心悸，气短，呼吸不畅，甚至喘促，惊恐不安，面色苍白，冷汗自出等。多由劳累、饱餐、寒冷及情绪激动而诱发，亦可无明显诱因或安静时发病。导师进行了数十年的研究与探索，在临床实践中总结归纳出了许多有异于教材的证型，而应用效果奇佳。本案就为典型的阴虚气滞兼痰瘀互结证。

本案中患者主要以胸闷气短，前胸后背痛为主症，又有手脚心热，心烦等上热的表现，观其舌苔浊而不腻主要是以阴虚气滞为主，阴虚则阳气漂浮于上，不能水火既济。长此以往则阴虚益甚，致使阳气张于外而迫津外出表现出盗汗等问题。所以应该先解决阴虚气滞的问题，先用稳心一号(生地 30 g，熟地 30 g，山茱萸 30 g，枸杞子 30 g，山药 30 g，茯苓 10 g，枳壳 10 g，青皮 10 g)滋下焦之阴，使虚火归于位。肾为先天之本，张景岳说："五脏之阴非此不能滋"。二地、山萸肉、枸杞子、山药滋补肝肾之阴，育阴以涵阳；"木郁达之"，青皮、枳壳理气疏肝解郁而不伤正，取其理气行滞而止痛；茯苓交通心肾。全方取法于"调整肝肾以治心"，正如《素问·藏气法时论》所云："肝欲散，急食辛以散之，甘以缓之，酸以收之"，方中青皮、枳壳有辛散之功，二地、枸杞子和山药有甘缓之力，山萸肉有酸收之效，全方共奏养阴疏肝、理气通络之功。黄老认为，目前动态时空，阴虚气滞是辨证的一个常法，而寒凝、血瘀、痰阻只为常法中之变法，亦即是说，阴虚气滞候是寒凝、血瘀、痰阻三个个性中的共性。如能抓住这一特点，针对不同个性，便可提高疗效。三诊时乏力、盗汗减轻，知道阴气已长，阳已能回阴，与之匹。苔变为黄腻，遂改常以应变，再用稳四合丹蛭饮搜剔入络，荡涤痰瘀，使痰瘀之邪无所遁形，得化得清，逐渐使胶结于冠状动脉之瘀血痰浊，日久坚凝之斑块脂质，软化消散，化瘀成水，浊邪外清，解决冠心病的根本问题。

例 16：林某，男，59 岁，就诊日期：2015 年 3 月 7 日。

主诉：胸闷痛 1 年，加重 1 周。

现病史：该患自述 1 年前因劳累出现胸部憋闷性疼痛，持续 10 余分钟，向左肩背放射，舌下含服硝酸甘油可缓解。1 周前患者因情绪激动后胸闷症状加重，伴大汗淋漓，就诊于吉林大学第一医院。查冠脉 CT 示：左冠状动脉前降支近中段狭窄达 70%。诊断为冠心病。建议行冠脉造影进一步检查，必要时行冠脉支架治疗，但患者拒绝，欲求中医药治疗，遂来我门诊，其症状为胸闷痛，心悸，乏力，头晕，头痛，耳鸣，胃胀，夜间口干，纳可，多梦，二便调，舌质青紫，苔黄浊腻，脉弦滑。BP：140/90 mmHg。

既往史：高血压病史 15 年，最高血压 160/100 mmHg，平素不规律服用硝苯地平片、北京降压零号，血压控制不理想。

辅助检查：心电图示：心率 55 次/min，V1—V4 导联 ST 段下移 ≥0.1 mV。

诊断：中医诊断：胸痹心痛(痰瘀互结证)。

西医诊断：冠心病心绞痛；高血压病 3 级(极高危险组)。

治则：清化痰浊、化瘀利水。

处方：丹参 30 g，砂仁 10 g$^{(后下)}$，檀香 10 g，水蛭 10 g，蝉蜕 10 g，僵蚕 10 g，生薏米 30 g，三七 9 g$^{(吞服)}$，莪术 10 g，桃仁 15 g，茵陈 15 g，茯苓 15 g，竹茹 10 g，泽泻 30 g，枳壳 10 g，陈皮 10 g。10 付水煎服。

二诊：服前方 10 剂后，胸闷症状明显好转，发作次数减少，仍口黏纳呆，舌苔黄滑腻，脉沉弦，加强清化痰浊之力。

处方：前方加石菖蒲 15 g，郁金 10 g，海藻 15 g$^{(洗)}$，昆布 15 g$^{(洗)}$，龙牡各 30 g$^{(先煎)}$，海蛤壳 30 g$^{(先煎)}$。10 付水煎服。

三诊：又服 10 剂后，苔腻减半，口黏已除，精神好转，活动后自觉乏力。

处方：前方加入黄芪 30 g，白术、苍术各 15 g。14 付水煎服。

四诊：继服 14 剂后，舌苔转为薄黄，脉沉弦，痰热渐清，舌质隐青瘀暗。

处方：黄芪 30 g，苍术 15 g，白术 15 g，丹参 30 g，砂仁 10 g，檀香 10 g，水蛭 7.5 g，蝉蜕 10 g，僵蚕 10 g，三七 9 g$^{(吞服)}$，泽兰 10 g，枳壳 10 g，青皮 10 g。14 付水煎服。

84

五诊：继服 14 剂。

经化瘀祛痰序贯治疗及化清结合，反复调整半年后，胸部憋闷性疼痛症状消失，舌质隐青，舌苔薄白，脉沉弦。复查冠状动脉 CT 示：左冠状动脉前降支近中段狭窄 40%～50%，复查心电图 ST 段恢复正常。

按语：动脉粥样硬化多发生在大、中动脉，这些解剖学结构与中医学中的"脉"具有交叉性，而动脉壁内皮损伤及脂质的沉积则与中医学的痰瘀密切相关。血瘀是贯穿于冠心病发展过程的中心环节，也是稳定期患者的基础病理状态，已成为中医界的共识，血脉中之瘀亦可致痰，痰借血体，血借痰凝，凝血为瘀，痰瘀互结，着于血脉，血脉上凝着之痰瘀结块使脉管本身受损，局部气血的运行和温煦受阻，日久胶结不解，凝之愈坚，这种痰浊瘀血相凝之结块即是动脉粥样斑块。即《丹溪心法》所说"痰挟瘀血，遂成囊窠。"对于此类胶结于血脉经络之内的痰瘀斑块，只有采取"清""化"之法，使已日久坚凝之斑块软化消散，化瘀成水，才能逐渐解决这一根本问题，即"瘀能化水"的临床运用。冠心病是动脉粥样硬化导致器官病变受损的最常见类型，本例患者经冠脉 CT 示左冠状动脉前降支近中段狭窄达 70%，根据舌脉表现，证属痰浊血瘀之有形实邪阻于心脉，在寒冷刺激、饱餐之后，情绪激动、劳累等诱因的刺激下，导致心脉挛急或滞涩而发为胸痛。先以丹参、水蛭、三七、蝉蜕、僵蚕等药物，体现活血化瘀之"化"法，即先"化"后"清"，服用 10 剂后，虽胸闷症状明显好转，但口黏纳呆，舌苔黄滑腻，胶结之痰浊凸显，有形之痰重在透豁，加入行气祛痰之"清"法，采用化清同治，待腻苔得退，再以"化"法，使瘀血化痰。如此反复调治，前后治疗半年余，经冠脉 CT 证实了本法的可靠疗效。

例 17：张某，男，50 岁，就诊日期：2011 年 11 月 5 日。

主诉：胸痛 9 个月。

现病史：患者于 9 个月前与人争执过程中，突然出现前胸似刀割样剧烈疼痛，连及后背，伴大汗，入住松原当地医院，查心电图示：V1—V3 导联 ST 段呈弓背向上抬高 ≥0.3 mV，给予溶栓治疗失败。8 个月前患者于吉林大学中日联谊医院行冠状动脉造影提示：左冠状动脉前降支远段闭塞，回旋支中段狭窄 70%，远段狭窄 80%，遂分别于前降支、回旋支中段和远段植入支架 3 枚。平素规律服用波立维、阿司匹林、倍他乐克和贝那普利。患者为求中医药治疗来我单位门诊。现症：心前区闷痛，连及后背，口干，心烦，太息，乏力，气短，头晕，耳鸣，怕冷，无汗，纳可，眠差，小便调，大便稀，舌青紫瘀暗，有齿痕，苔浊腻，脉沉弦弱。

既往史：高血压病史 7 年，血压最高 160/110 mmHg。

辅助检查：心脏彩超示：EF：42%，陈旧性前间壁心肌梗死，左房增大，左室收缩功能减低。心电图示：V1—V3 导联呈 QS 型，I、aVL 和 V4—V6 导联 T 波倒置。冠状动脉造影示：左主干狭窄 30%，左回旋支支架内狭窄 20%～30%，右冠状动脉近段狭窄 20%～30%。BP：130/90 mmHg。

诊断：中医诊断：胸痹心痛(痰瘀互结证)。

西医诊断：冠心病，陈旧性前间壁心梗，冠脉支架术后，心功能Ⅱ级；高血压病 3 级(极高危险组)。

治则：利湿化痰，化瘀通络。

处方：茵陈 15 g，泽泻 15 g，石菖蒲 15 g，郁金 10 g，茯苓 15 g，

半夏 7.5 g，枳壳 10 g，竹茹 10 g，藿香 6 g，佩兰 6 g，二术各 15 g，厚朴 15 g，陈皮 15 g，丹参 30 g，砂仁 10 g^{（后下）}，降香 10 g，水蛭 10 g，蝉蜕 10 g，僵蚕 10 g，三七 6 g^{（吞服）}。10 付水煎服。

二诊：服药 10 剂后，胸痛明显缓解，自觉乏力，口干，心烦，怕冷，舌青紫，苔薄白，脉沉弦细。BP：110/70 mmHg。

处方：丹蛭饮合芪术饮加减。黄芪 60 g，砂仁 15 g，二术各 15 g，厚朴 15 g，陈皮 15 g，丹参 30 g，檀香 7.5 g，水蛭 10 g，蝉蜕 10 g，僵蚕 10 g，泽兰 15 g，三七 9 g^{（吞服）}，枳壳 10 g，炒枣仁 30 g，柴胡 10 g。14 付水煎服。

三诊：服药 14 剂后，胸痛症状消失，乏力、口干、心烦明显改善，舌青紫，苔薄腻，脉沉弦细。经过治疗胸痛症状解除，而舌苔转腻。

处方：再次给予"化""清"之法，给予散结通脉方加减。经化瘀祛痰序贯治疗及化清结合调治半年，患者各症解除，心电图示：I、aVL 和 V4—V6 导联 T 波直立，复查冠状动脉造影，血管未见明显狭窄。

按语：心肌梗死发病数小时内行冠状动脉支架植入术是有效的恢复心肌再灌注的手段，可以降低近期死亡率，预防远期的心力衰竭发生。但是本方法价格昂贵，支架术后，患者需要长期服用大量药物，由此带来的药物不良反应以及支架内再狭窄问题成为医学界不可回避的难题。本例患者于支架术后 8 个月就诊，冠状动脉造影示：左主干狭窄 30%，左回旋支支架内狭窄 20% ~ 30%，右冠状动脉近段狭窄 20% ~ 30%。经过"化""清"中药治疗半年后，复查冠状动脉造影提示，支架内再狭窄问题得以解除，证实"瘀能化水"学术思想指导下的治疗，完全可以代替西药，恢复血脉的通畅。

第二章　心　悸

1. 先生阐述

心悸是因外感或内伤，致气血阴阳亏虚，心失所养；或痰饮瘀血阻滞，心脉不畅，引起以心中急剧跳动，惊慌不安，甚则不能自主为主要临床表现的一种心脏常见病证。其临床表现与西医学中的心律失常相类似，心律失常是指心脏活动的起源和(或)传导障碍导致心脏搏动的频率和(或)节律异常。心悸的治疗原则不外乎补虚泻实。

心律失常在中医学上归属"心悸""怔忡"等范畴，从西医治疗心律失常不是很理想，治标不治本，且还能导致新的心律失常。从中医的整体观来治疗，辨证论治，能够降低复发率和死亡率，这也逐渐成为很多患者不错的选择。经过几十年的临床经验，其病机主要为寒、痰、瘀、热、虚几个方面。如患者素体阳气亏虚，寒湿内生，阻滞心脉，脉络不通，血行不畅，而致血瘀。或饮食不节，嗜食肥甘厚味，脾胃运化失常，痰浊内生，郁而化热，灼伤阴津。或心血不足，心脉失养，则发心悸。其发病以虚为本，寒、痰、瘀、热为标，虚实夹杂，寒热错杂，相互交错。本病病位在心，也与肝脾肾紧密相关。

心悸发作时常伴有气短、胸闷，甚至眩晕、喘促和晕厥；脉象或数，或迟，或节律不齐。心悸包括惊悸和怔忡，病情较轻者为惊悸，多为阵发性；病情较重者为怔忡，可呈持续性。西医学中各种原因引起的心律失常，或心功能不全、心肌炎和神经官能症等以心悸为主症者均属本病范畴。

1.1 病 名

《黄帝内经》虽无心悸或惊悸、怔忡之病名，但已有类似记载，如"心澹澹大动""心下鼓"及"心怵惕"皆为心悸类似症状的描述；直到汉代，张仲景在《伤寒杂病论》中称为"心动悸""心中悸"及"惊悸"等，才正式提出了本病的病名。如"动即为惊，弱即为悸"，认为前者是因惊而脉动，后者是因虚而心悸。

1.2 病 象

常症：自觉心中悸动，惊惕不安，甚至不能自主，或一过性、阵发性，或持续时间较长，或一日数次发作，或数日一次发作。兼见胸闷，气短，神疲乏力，头晕喘促，甚至不能平卧，以致出现晕厥。脉象或数或迟，或乍疏乍数，并兼见结、代、促和涩脉。

重症：如心阳不振，则出现心痛胸闷，气短，眩晕欲吐，脉或迟或数，或乍疏乍数；如心肾虚，水饮凌心，则出现浮肿尿少，形寒肢冷，坐卧不安，动则气喘，脉疾数；如水饮凌心射肺，则出现突发心悸，喘促不得卧，咯吐泡沫痰，或为粉红色痰涎，或夜间阵发咳嗽，尿少浮肿，脉细数；如心阳欲脱，则出现面色苍白，大汗淋漓，四肢厥冷，喘促欲脱，神志淡漠；如阴阳离绝，则出现脉象散乱，极疾或极迟，面色苍白，口唇发绀，突发意识丧失，肢体抽搐。

1.3 病因病机

病机关键：阴阳失调，气血失和，心神失养。

本病的发生，主要由于气血阴阳亏虚或痰饮瘀血阻滞，使心失所养，心脉不畅而发生。

①体质虚弱

禀赋不足，素体虚弱，或久病失养，劳欲过度，气血阴阳亏虚，以致心失所养，发为心悸。

②饮食劳倦

嗜食膏粱厚味，煎炸炙煿，蕴热化火生痰，或伤脾滋生痰浊，痰火扰心而致心悸。

③七情所伤

平素心虚胆怯，突遇惊恐，忤犯心神，心神动摇，不能自主而发为心悸。如《素问·举痛论》所说："惊则心无所倚，神无所归，虑无所定，故气乱矣。"长期忧思不解，心气郁结，化火生痰，痰火扰心，心神不宁而心悸，或气阴暗耗，心神失养而心悸。此外大怒伤肝，大恐伤肾，怒则气逆，恐则精却，阴虚于下，火逆于上，动撼心神而发惊悸。

④感受外邪

风寒湿三气杂至，合而为痹，痹证日久，复感外邪，内舍于心，痹阻心脉，心血运行受阻，发为心悸；或风寒湿热之邪，由血脉内侵于心，耗伤心气心阴，亦可引起心悸。温病、疫毒均可灼伤营阴，心失所养，或邪毒内扰心神，如春温、风温、暑湿、白喉和梅毒等病，往往伴心悸。

⑤药物中毒

药物过量或毒性较剧，损及于心，引起心悸，如附子、乌头、或西药锑剂、洋地黄、奎尼丁、肾上腺素和阿托品等，当用药过量或不当时，均能引发心动悸、脉结代。

1.4 辨证论治

（1）辨证要点

①分清虚实

虚者指脏腑气血阴阳亏虚，实者多指痰饮、瘀血、火邪之类。临床上一般心悸见有神疲、乏力和脉虚者，为心气虚；见有头晕、色淡、脉细者，为心血虚；气虚基础上出现畏寒肢冷、面白者为阳虚；血虚基础上出现少寐多梦、五心烦热、脉细数者为阴虚；舌紫斑、隐青，脉涩或结代者，多夹瘀；脘腹痞满，舌苔厚腻，脉滑者，多夹痰。临床上常虚实夹杂，要仔细辨别。

②辨惊悸、怔忡

惊悸多因外因所致，因惊而悸，怔忡多为内因而成，外无所惊；惊悸发作有时，持续时间较短，病情较轻，为心之用病，治疗较易；怔忡自觉心中惊惕，动悸不安，稍劳即发，发作无时，持续时间较长，病情较重，多为心之体病，治疗较难；二者之间可以相互转化，惊悸日久，可以导致怔忡，怔忡也可以因惊而加重。

③详辨脉象变化

脉搏的节律异常为本病的特征性征象，故尚需辨脉象，如脉率快速型心悸，可有一息六至之数脉，一息七至之疾脉，一息八至之极脉，一息九至之脱脉，一息十至以上之浮合脉。脉率过缓型心悸，可见一息四至之缓脉，一息三至之迟脉，一息二至之损脉，一息一至之败脉，两息一至之夺精脉。脉率不整型心悸，脉象可见有数时一止，止无定数之促脉；缓时一止，止无定数之结脉；脉来更代，几至一止之代脉，或见脉象乍疏乍数，忽强忽弱。临床应结合病史、症状，推断脉症从舍。一般认为，若脉呈数、促而沉细和微细，同时伴有面浮肢肿，动则气短，形寒肢冷，舌淡者，为虚寒之象。脉见迟、结、代者，一般多属虚寒，其中结脉提示气血凝滞，代脉常由元气虚衰，脉气衰微所致。凡久病体虚而脉象见弦滑搏指者为逆，病情重笃而脉象见散乱模糊者为病危之象。

④结合辨病辨证

对心悸的临床辨证应结合引起心悸原发疾病的诊断，以提高辨证的准确性，如功能性心律失常所引起的心悸，常表现为心率快速型心悸，多属心虚胆怯，心神动摇；冠心病心悸，多为阳虚血瘀，或由痰瘀交阻而致；病毒性心肌炎引起的心悸，初起多为风温干犯肺卫，继之热毒逆犯于心，随后呈气阴两虚，瘀阻络脉证；风心病引起的心悸，多由风湿热邪杂至，合而为痹，痹阻心脉所致。病态窦房结综合征多由心阳不振，心搏无力所致。慢性肺源性心脏病所引起的心悸，则虚实兼夹为患，多心肾阳虚为本，水饮内停为标。

（2）治疗原则

心悸由脏腑气血阴阳亏虚、心神失养所致者，治当补益气血，调理阴阳，以求气血调畅，阴平阳秘，配合应用养心安神之品，促进脏腑功能的恢复。心悸因于痰浊、水饮和瘀血等实邪所致者，治当化痰涤饮，活血化瘀，配合应用重镇安神之品，以求邪去正安，心神得宁。临床上心悸表现为虚实夹杂时，当根据虚实轻重之多少，灵活应用益气养血，滋阴温阳，化痰涤饮，行气化瘀，养心安神，重镇安神之法。

（3）分证论治

①心虚胆怯

主症：心悸不宁，善惊易恐，稍惊即发，劳则加重。

兼次症：胸闷气短，自汗，坐卧不安，恶闻声响，少寐多梦而易惊醒。

舌象：舌质淡红，苔薄白。

脉象：脉动数，或细弦。

分析：心为神舍，心气不足易致神浮不敛，心神动摇，少寐多梦；胆气怯弱则善惊易恐，恶闻声响。心胆俱虚则更易为惊恐所伤，稍惊即悸。心位胸中，心气不足，胸中宗气运转无力，故胸闷气短。气虚卫外不固则自汗，劳累耗气，心气易虚，故劳则加重。脉象动数或细弦为气血逆乱之象。

治法：镇惊定志，养心安神。

方药：安神定志丸加琥珀、磁石和朱砂。

加减：a. 时寐时醒者，加川连、肉桂；b. 梦中惊醒者，加生龙骨、生牡蛎；c. 动则心慌气短者，加太子参、麦冬和五味子；d. 恐惧不能独卧者，加炒枣仁、熟地、柏子仁、枸杞子和五味子；e. 苔厚腻，脉滑者，加竹茹、枳壳、半夏和胆星。

②心脾两虚

主症：心悸气短，失眠多梦，思虑劳心则甚。

兼次症：神疲乏力，眩晕健忘，面色无华，口唇色淡，纳少腹胀，大便溏薄。

舌象：舌质淡，苔薄白。

脉象：脉细弱。

分析：心脾两虚主要指心血虚，脾气弱之气血两虚证。思虑劳心，暗耗心血，或脾气不足，生化乏源，皆可致心失血养，心神不宁，而见心悸、失眠多梦。思虑过度可劳伤心脾，故思虑劳心则甚。血虚则不能濡养脑髓，故眩晕健忘；不能上荣肌肤，故面色无华，口唇色淡。纳少腹胀，大便溏薄，神疲乏力，均为脾气虚之表现。气血虚弱，脉道失充，则脉细弱。

治法：补血养心，益气安神。

方药：归脾汤。

加减：①心烦、口干者，加玉竹、麦冬；②腹胀、纳呆者，加生麦芽、生谷芽；③心动悸、脉结代者，用炙甘草汤。

③肝肾阴亏

主症：心悸失眠，眩晕耳鸣。

兼次症：形体消瘦，五心烦热，潮热盗汗，腰膝酸软，视物昏花，两目干涩，咽干口燥，筋脉拘急，肢体麻木，急躁易怒。

舌象：舌质红少津，苔少或无。

脉象：脉细数。

分析：肾水亏虚，水不济火，心火偏亢，心神不宁，故心悸失眠。

肾主骨生髓，肾阴不足，骨骼失养，故腰膝酸软；脑海失充，则眩晕耳鸣。肝开窍于目，主筋，肝阴不足，不能濡目，故视物昏花，两目干涩；筋失所养，故筋脉拘急，肢体麻木。阴虚火旺，虚火内蒸，则五心烦热，潮热盗汗；肝火内炽，故急躁易怒。阴液亏虚，不能上润，故咽干口燥。舌质红，少苔，脉细数皆为阴虚之征。

治法：滋补肝肾，养心安神。

方药：一贯煎合酸枣仁汤加山萸肉。

加减：a. 口渴心烦，重用麦冬、沙参加石斛、玉竹；b. 阴虚火旺，热象偏重者加黄连、山栀和淡竹叶等以清心火、宁心神；c. 潮热盗汗加麻黄根、地骨皮、浮小麦和白薇；d. 便秘加瓜蒌仁；e. 善惊易怒可加珍珠母、生龙骨和生牡蛎等以加强重镇安神之功；f. 阴虚夹痰热者，加用黄连温胆汤；g. 阴虚夹瘀热者，加丹参、丹皮、生地和赤芍等；h. 阴虚而火不旺者，亦可用天王补心丹；i. 口苦咽燥，热象较著，宜用朱砂安神丸。

④心阳不振

主症：心悸不安，动则尤甚，形寒肢冷。

兼次症：胸闷气短，面色㿠白，自汗，畏寒喜温，或伴心痛。

舌象：舌质淡，苔白。

脉象：脉虚弱或沉细无力。

分析：久病体虚，损伤心阳，心失温养，则心悸不安；不能温煦肢体，故面色㿠白，肢冷畏寒。胸中阳气虚衰，宗气运转无力，故胸闷气短。阳气不足，卫外不固，故自汗出。阳虚则寒盛，寒凝心脉，心脉痹阻，故心痛时作。阳气虚衰，无力推动血行，故脉象虚弱无力。

治法：温补心阳。

方药：桂枝甘草龙骨牡蛎汤。

加减：a. 心阳欲脱者，加服黑锡丹。b. 夹有瘀血者，加丹参、赤芍、桃仁。

⑤水饮凌心

主症：心悸眩晕，肢面浮肿，下肢为甚，甚者咳喘，不能平卧。

兼次症：胸脘痞满，纳呆食少，渴不欲饮，恶心呕吐，形寒肢冷，小便不利。

舌象：舌质淡胖，苔白滑。

脉象：脉弦滑或沉细而滑。

分析：阳虚不能化水，水饮内停，上凌于心，故见心悸；饮溢肢体，故见浮肿。饮阻于中，清阳不升，则见眩晕；阻碍中焦，胃失和降，则脘痞，纳呆食少，恶心呕吐。阳气虚衰，不能温化水湿，膀胱气化失司，故小便不利。苔白滑，脉弦滑或沉细而滑，皆为水饮内停之象。

治法：振奋心阳，化气利水。

方药：苓桂术甘汤。

加减：浮肿甚者加真武汤。

⑥气滞血瘀

主症：心悸，心胸憋闷，心痛时作。

兼次症：两胁胀痛，善太息，形寒肢冷，面唇紫暗，爪甲青紫。

舌象：舌质紫黯，或有瘀点、瘀斑。

脉象：脉涩，或结，或代。

分析：阳气不足，无力鼓动血行，或寒凝经脉，或情志郁滞等，皆可致心血瘀阻，心脉不畅，而心悸不安。气机阻滞，不通则痛，故心痛时作。血瘀气滞，心阳被抑，故心胸憋闷。脉络瘀阻，故面唇爪甲青紫，舌质紫黯，有瘀点、瘀斑，脉涩、结、代。两胁胀痛、善太息为气郁不舒之征，形寒肢冷为阳虚寒凝之象。

治法：活血化瘀，理气通络。

方药：桃仁红花煎。

加减：a. 气滞血瘀者，加柴胡、枳壳和木香；b. 阴虚者加麦冬、玉竹、枸杞子和女贞子。

⑦痰浊阻滞

主症：心悸气短，胸闷胀满。

兼次症：食少腹胀，恶心呕吐，或伴烦躁失眠，口干、口苦，纳呆，小便黄赤，大便秘结。

舌象：舌苔白腻或黄腻。

脉象：脉弦滑。

分析：痰浊阻滞心气，故心悸气短。气机不畅，故见胸闷胀满。痰阻气滞，胃失和降，故食少腹胀，恶心呕吐。痰郁化火，则见口干、口苦，小便黄赤，大便秘结，苔黄腻等热象；痰火上扰，心神不宁，故烦躁失眠。痰多，苔腻，脉弦滑为内有痰浊之象。

治法：理气化痰，宁心安神。

方药：导痰汤。

加减：a. 纳呆腹胀，兼脾虚者，加党参、白术、谷芽、麦芽和鸡内金；b. 心悸伴烦躁口苦，苔黄，脉滑数，可加茵陈、苦参、黄连和竹茹，或用黄连温胆汤。

⑧邪毒犯心

主症：心悸，胸闷，气短，左胸隐痛。

兼次症：发热，恶寒，咳嗽，神疲乏力，口干渴。

舌象：舌质红，少津，苔薄黄。

脉象：脉细数，或结代。

分析：外感风热，侵犯肺卫，故咳嗽，发热恶寒。表证未及发散，邪毒犯心，损及阴血，耗伤气阴，心神失养，故见心悸，胸闷痛；阴液耗损，口舌失润，故口干渴，舌少津；气短，神疲乏力乃气虚之表现。舌质红，苔薄黄为感受风热之象，脉细数或结代为气阴受损之征。

治法：清热解毒，益气养阴。

方药：银翘散或生脉散加减。

加减：a. 热毒甚者，加大青叶、板蓝根；b. 症见纳呆，苔黄腻者，加茵陈、苦参、藿香和佩兰；c. 口干渴，加生地、玄参。

（4）其他疗法

①针灸治疗

心悸脉促者，针内关、厥阴俞、心俞和三阴交；过早搏动配郄门；心动过缓配通里、素髎和列缺；心动过速配手三里、下侠白；心绞痛配神门、内关和膻中，以上采用补法。

②食疗

a. 猪心一个，朱砂 10 g，将猪心腔的血液洗净，放入朱砂，加水小火炖熟，食肉喝汤；b. 大枣 30 g，茴心草 15 g，冰糖适量，同放锅中，加水适量煎汤，日 1 次；c. 龙眼肉 30 g，每日 1 次嚼服。

③其他

窦性心动过缓：保苓丹：当归 25 g、人参 10 g、黄芪 20 g、茯苓 25 g、桂枝 20 g、大枣 8 枚、仙灵脾 20 g 及补骨脂 20 g；或用保元汤：黄芪 30 g、人参 10 g、甘草 10 g 及肉桂 10 g。

窦性心动过速：生黄精 100 g、生甘草 100 g、磁石 30 g 及紫石英 50 g。

各种早搏：苦参 10 g（房早）、常山 15 g（室早）、百合 50 g、合欢 15 g、紫石英 50 g、节菖蒲 40 g、白附子 10 g、僵蚕 10 g 及蝉蜕 10 g。

心房纤颤：黄芪桂枝五物汤。

此外还需注意：a. 保持心情愉快，避免情志内伤。《类经》曰"心为脏腑之主，而总统魂魄，并该意志，故忧动于心则肺应，思动于心则脾应，怒动于心则肝应，恐动于心则肾应，此所以五志为心所使。"《素问·上古天真论》曰："恬淡虚无，真气从之，精神内守，病安从来。" b. 饮食有节，起居有常。《素问·上古天真论》曰："饮食有节，起居有常，不妄作劳，故能形与神俱，而尽终其天年，度百岁乃去。" c. 注意寒暑变化，随气候寒暖变化增减衣服，做到虚邪贼风，避之有时。d. 轻症可做适当活动，以不感到劳累为度，重者应卧床休息。

2. 学生传承

心律失常可见于生理情况，但更多见于病理性状态，包括心脏本身疾病和非心脏疾病。临床主要通过心电图、动态心电图及运动负荷试验所提取到的心电图表现、询问患者有无基础心脏病病史来进行诊断。按照疾病发生时心率的快慢，可将其分为快速型心律失常与缓慢型心律失常两类。前者发作时以心率增快为特征，后者发作时以心率减缓为特征。

心律失常在中医的临床表现为"心动悸，脉结代"，该病的病因主要由先后天各种因素所致，如先天禀赋不足，饮食不节、情志失调和年老体虚等。主要病机为寒凝血瘀、痰浊内阻、脾肾阳虚、气血两虚及阴虚气滞等。治疗当以温补脾肾、化痰祛瘀散寒及益气滋阴补血等。

心悸既是病名，也是症状，临床表现为病人自觉心中悸动不适、心慌惊悸不安。《说文解字》中将"悸"解释为"心动也"。最早在《黄帝内经》中并无心悸的病名，但有对其症状、病因、脉象的相关描述，如"心中澹澹大动""心怵惕"等，《素问·举痛论》中："惊则心无所倚，神无所归，虑无定所，故气乱矣"，《素问·三部九候论》："参伍不调者病"等。心悸病名最早出现于《伤寒论》和《金匮要略》中，被称为"心动悸""心下悸""心中悸"等，张仲景同时对该病的病因、脉诊特点、治法治则和方剂有了系统描述。《太平圣惠方·卷二·诸疾通用药》中按疾病分类时，明确记录了以"惊悸"为病名的疾病用药。在《济生方·惊悸怔忡健忘门》也首次使用"怔忡"作为心悸的病名。通过临床实践，运用古籍中与"心悸""怔忡"等相关的经验和方剂，能取得较好的治疗效果。

2.1 病因病机

(1)中医病因

历代医家对心悸的病因病机各有不同论述，《诸病源候论·风病诸候》中巢元方认为心悸的病因包括心气不足、风邪相乘；虚劳伤脉、邪气所乘；伤寒误治、水气乘心；脚气挟风、与神相搏；胆气不足、其气上溢；霍乱吐下、水气上乘；金疮失血、心守不安；产伤血气、脏腑不足8种。《素问》云："风寒湿三气杂至，合而为痹……心痹者，脉不通，烦则心下鼓"，外邪由血脉侵袭于心，以致心血运行失畅或耗伤心阴，心神失养从而引起心悸；《圣济总录》中说："劳极惊悸"，心主血脉，素体禀赋不足，体虚劳倦，易损耗心血，不能荣养心神，则致心悸；心主神明，情志因素与心悸的发生发展有密切联系，《内经》云："悲哀忧愁则心动，心动则五脏六腑皆摇"，《济生方》："惊悸者，心虚胆怯之所致也"，故可见心悸的发生与情志有很大的关系；张仲景在《金匮要略》中将主要病因归为惊扰、水饮、虚劳和汗后受邪等，说"食少饮多，水停心下，甚者为悸"；孙思邈认为阴伤也是心悸的病因；朱丹溪认为心悸的发病与血虚和痰火有关，清代吴澄在《不居集·上卷·怔忡惊悸健忘善怒善恐不眠》中也说："心血不足，多为痰火扰动"，平素嗜食肥甘厚味，脾胃运化功能失司，体内易生痰湿，郁而化火化热，上扰心神；张介宾在《景岳全书·怔忡惊恐》中提出心悸怔忡由阴虚劳损所致；王清任于《医林改错》提到应重视瘀血因素引起心脉不畅导致心悸。通过对以上历代医家的论述进行总结，心悸的病因可分为素体禀赋不足、七情所伤、外邪侵袭及饮食不节等，主要的病理因素包括虚实两端，虚为气血阴阳亏虚，实为痰湿、水饮、内火和血瘀等。

（2）中医病机

心悸病位在心，与肝胆、脾胃、肺和肾等脏腑相关；病机多为虚实夹杂，表现为本虚标实，本虚主要为气、血、阴、阳亏虚，故心神失养，标实则多涉及痰浊、水饮、血瘀、火热和气滞等病理因素扰乱心神；陈晓虎认为心悸病中虚证尤以阴虚为甚；且根据心主神明和心主血脉的中医生理功能，故心神不安和血脉不通是该病发生的重要原因，在治疗时应注重气与血之间的关系，标本同治，重视阴虚证候，以养心安神为主，佐以活血、行气、滋阴、化痰和祛湿等方法。陈新等总结龙家俊临床治疗经验，将心悸的病机概括为"七淫八情"，七淫为外邪，八情则在内伤七情中补充"压"，认为心悸的发生主要与外感毒邪和情志内伤有关，辨证治疗时注重"寒、热、瘀、痰"，以扶正化痰、活血化瘀为主。

心悸是因外感或内伤，致气血阴阳亏虚，心失所养；或痰饮瘀血阻滞，心脉不畅，引起以心中急剧跳动，惊慌不安，甚则不能自主为主要临床表现的一种心脏常见病证。其临床表现与西医学中的心律失常相类似，心律失常是指心脏活动的起源和(或)传导障碍导致心脏搏动的频率和(或)节律异常。心悸的治疗原则不外乎补虚泻实。

心律失常在中医学上归属"心悸""怔忡"等范畴，从西医治疗心律失常不是很理想，治标不治本，且还能导致新的心律失常。从中医的整体调治来治疗，辨证论治，能够降低复发率和死亡率，这也逐渐成为很多患者不错的选择。导师经过几十年的临床经验，总结其病机主要为寒、痰、瘀、热、虚几个方面。如患者素体阳气亏虚，寒湿内生，阻滞心脉，脉络不通，血行不畅，而致血瘀。或饮食不节，嗜食肥甘厚味，脾胃运化失常，痰浊内生，郁而化热，灼伤阴津。或心血不足，心脉失养，则发心悸。其发病以虚为本，寒、痰、瘀、热为标，虚实夹杂，寒热错杂，相互交错。本病病位在心，也与肝脾肾紧密相关。

心者君主之官，为五脏六腑之大主；肾乃先天之本，为一身元阴元阳之根；脾胃为后天之本，气血生化之源。心阳虚，则血脉推动乏力，故见脉缓，阳虚则生内寒，故畏寒肢冷。元阳衰疲，腰腑失于濡养，则腰酸腰疼；元阳虚衰，则釜底无火，水液难以蒸腾气化上升，故现口干、咽干；坎中火衰，则不能上济离火，则心火更衰，畏寒肢冷更甚；中焦脾胃亦需下焦肾火的温养，肾火不充，中焦脾胃失于温养，日久则脾阳亦衰，胃主受纳，脾主运化，中焦火衰，则不能受纳腐熟水谷，不能升清降浊，故见脘痞腹胀，甚则疼痛，大便溏泄不调。而以上各脏腑功能的正常运转，又需要肝的疏泄正常，若肝郁气滞，又可见太息，脉弦细等表现。除此之外，心阳虚衰推动无力又可形成瘀血；脾肾阳虚，水液不正常输布，水饮不能被代谢，故有形成痰浊水饮，阻滞经脉，形成痰瘀互结，影响气血的正常运行。总之本病是以心、脾、肾之阳虚为本，瘀血、痰浊和水饮为标，形成的本虚标实之证。导师黄永生教授曾指出，本病的病位在心，但和脾肾关系紧密，是由于各种原因导致的脾肾阳虚，命门相火不充，心脉失于温养，鼓动乏力，气血无以充养五脏六腑及四肢百骸而成。病情迁延不愈，则气虚而血行不畅，产生血瘀，阳虚水液不化而成痰饮，因此该病是在脾肾阳虚的病理基础上，形成夹痰夹瘀的表现。《素问·上古天真论》中说到："女子六七，三阳脉衰于上，面皆焦，发始白……丈夫五八肾气衰，发堕齿槁……。"导师黄永生教授常说："人年四十而阴气自半。"可见，女性六七、男性五八之后，机体逐渐衰弱、生理储备下降及内平衡紊乱，加之生活及饮食方式的改变，从而降低了机体对内外环境应激和维持稳定性的能力，并增加了对应激事件的易感性，从而患病率增加。研究表明，现代文明疾病——冠心病、高血压和糖尿病等的发生，使心悸病的患病率上升。

《灵枢·本藏》云："志意和则精神专直，魂魄不散悔怒不起，五藏不受邪矣"。《灵枢·百病始生》："黄帝问于岐伯曰：喜怒不节则伤脏，脏伤则病起于阴也。"现代人工作生活压力大，饮食不节，运动失宜，情志不畅，再加上外感邪毒，因此心悸病常是内因外因共同作用的结果。内有情志失调，肝气不疏，气机阻滞，外有寒湿内侵，留而不去，脏腑失和，气血运行不畅，痰瘀互生，发为"心悸""寒厥"。

2.2 辨证论治

心悸之发病，责其虚也，人体正常的生命活动，主要依靠人身之气。脏腑的各个功能活动也需要气的推动，而人至中老年是气逐渐衰退的一个过程，五脏六腑的功能逐渐衰弱。心者神明也，主血脉，为五脏六腑之大主，凡是一切因素能伤及心脏，致其神明失守、血脉瘀阻，皆可发为心悸。因此，黄永生教授治疗心悸多从本虚标实论治。

脾者，土也，心者，火也；心与脾是相生关系、母子关系，所以二者在生理、病理上常相互影响。脾可以运化水谷精微，并通过散精作用，上输于心，再由心变化而赤为血，共同维持血液的正常运行。所以人至中老年，脏气衰退，可致心脾功能减弱，使气血生化乏源，心神失养，神明失安，发为心悸。故吾师善用黄芪、白术和甘草以化生后天气血，补益心血，安神止悸。黄永生教授认为大多数的心悸病主要病机是心气亏虚，血脉阻滞，化而为瘀，瘀而化热，故用药物之辛味，通过其散、行的作用，行气行血；苦味药物能泄、能燥，泻火存阴。吾师认为肝藏血，其体阴而用阳，刚柔并济。心主要有促进血液运行和化生血液的功能，心得血脉滋养，则神明自安。人至中老年，脏气亏虚，阴血损耗；脏气亏，则心之化赤功能减弱，血液来源减少；阴血耗，则肝体血液不充，故可致心肝血虚，心神失养，神明失安，心悸发之。所以吾师善用白芍以补肝血、敛肝阴。心主血脉，主宰人体生命活动。心悸病患者病位主要在心，心气推动和调控血液运行能力减弱，使病理产物痰浊、瘀血、气滞、寒凝阻于心脉，再加情绪、寒冷、劳累等刺激而发为本病。黄永生教授认为补益心气、养心安神止悸是治疗本病的基础，因此药物归经为心经，补益心之气血阴阳，通血脉，养心神，使心气充沛，阴阳调和，血液运行至全身，发挥濡养作用。脾主要生理机能是主运化与统血。脾胃主运化，为后天之本，脾胃运化水谷精微，化生气血以营养五脏六腑、四肢百骸，因此心血之化生有赖于脾的运化、胃的腐熟功能。心悸病在血脉，但与脾胃的关系密不可分，如出现心悸、乏力和失眠等心脾两虚的症状时，则需要归脾胃经的药物补益心脾、养血安神。吾师倡导血为有形之物，气属无形之用，有形之血生于无形之气的理论，故提出"心胃同治"而善用黄芪、甘草和人参。肺主气、司呼吸，肺位于胸中，心悸的发生与肺关系密切，患者常于劳累过后出现胸闷气短、心慌等症状，为肺气虚而呼吸功能受损所致。肺经药通常具有理气、行气的功能，可行气化滞，理气降逆。

吾师善用山药补肺气；百合补肺阴。入肝经、心经、胃经、脾经和肺经药物为黄老师治疗本病的常用药物，可见调治肝、脾胃和肺在治疗心悸病中的重要作用。黄永生教授临床中重视各经之间的相互作用而用药，效果显著。如《素问·六节脏象论》曰肾为"封藏之本，精之处也"。《灵枢·经脉》云："人始生，先成精，精成而后脑髓生，骨为干，脉为营，筋为刚，肉为墙，皮肤坚而毛发长。"肾为先天本，水火之脏，元阴元阳之根，命门所系，乃一身气化之源。《医宗必读》中又说："婴儿初生，先两肾。未有此身，先有两肾，故肾为脏腑之本，十二脉之根，呼吸之本，三焦之源，而人资之以为始者也。"故曰"先天之本在肾"。由此可见若先天禀赋不足，则后天无以充养，后天不足则气血生化乏源，气血不足，血脉不充，心失所养，则心悸自作。

心悸病从古至今论述颇多，吾师博采众长，贯通理法，创立了多种治疗方法，在临床治疗中取得了显著疗效。学生愚钝，虽在跟诊中获益良多，但悟性较差，未能完全理解老师之法，故只整理了部分老师经验，浅述于下。

（1）心悸之方

百合镇静汤：百合 30~50 g、合欢皮 15 g、紫石英 30 g$^{(先煎)}$、节菖蒲 15~30 g、磁石 30 g$^{(先煎)}$（心悸宁 1 号），白附子 10 g、蝉蜕 10 g 及僵蚕 10 g（心悸宁 2 号）。

保苓丹：茯苓 25 g、桂枝 10 g、生晒参 15 g、太子参 10 g、黄芪 60 g、补骨脂 25 g、巴戟天 25 g、制附子 30 g$^{(先煎)}$、厚朴 15 g、陈皮 15 g、炙甘草 10 g、大枣 15 g。

三参饮：丹参 30 g、苦参 15 g、人参 15 g。

丹参饮：丹参 30 g、砂仁$^{(后下)}$10 g、降香 10 g。

芪桂丹蛭饮：黄芪 60 g、桂枝 15 g、白芍 15 g、生姜 15 g、大枣 10 枚、丹参 30 g、砂仁 10 g$^{(后下)}$、降香 10 g、水蛭 10 g、蝉蜕 10 g、僵蚕 10 g。

麻黄附子细辛汤：炙麻黄 7.5 g、制附子 15 g$^{(先煎)}$、细辛 5 g。

柴胡加龙骨牡蛎汤加减方：柴胡 15 g、黄芩 15 g、半夏 10 g、党参 20 g、龙骨 50 g$^{(先煎)}$、牡蛎 50 g$^{(先煎)}$、珍珠母 50 g$^{(先煎)}$、茯苓 50 g、桂枝 10 g、大黄 5 g$^{(后下)}$、生姜 3 片、大枣 3 枚。

（2）心悸之药

①常用药

快速性心律失常：丹参、砂仁、川芎、石韦、酸枣仁、降香、檀香、磁石、黄芪、僵蚕、紫石英、首乌藤、蝉蜕、苦参、百合、合欢皮、石菖蒲、甘草、桂枝、大枣、白附子、水蛭、白芍、党参。

心动过缓：黄芪、茯苓、炙甘草、桂枝、淫羊藿、大枣、丹参、附子、补骨脂、砂仁、人参、降香、酸枣仁、细辛、炙麻黄。

心悸合并其他心病：坤草、川芎、石韦、甘草、黄精、石菖蒲。

诸药解：

川芎：味辛性温，入肝、胆、心包经。功善活血行气、祛风止痛。黄永生教授认为在心脏病方面，心与肝的关系非常重要，心与肝的主要病理表现为阴血不足和神志不安，而这两方面恰好是中医心系疾病的两个重要病因。"肝藏血，心行之"。肝血充盛，血液疏泄正常，气血通畅；心血充足，肝可收藏，心血亦能充足，精神活动正常、情绪稳定。现代药理研究表明，川芎挥发油可通过使痉挛的微循环解除痉挛，增加毛细血管的开放数目、加快血流、解聚红细胞等来达到活血化瘀的作用。川芎及其提取物具有扩张血管，增加血流量，抑制血小板聚集，缓解平滑肌痉挛、镇静和镇痛的功能。但挥发油中的藁本内酯类成分被分解后，这些药理作用将会明显下降甚至消失，这证明藁本内酯是川芎挥发性成分发挥心血管药理作用的主要物质基础。

石韦：味甘苦性微寒，入肺、膀胱经。功善利尿通淋、凉血止血。黄永生教授认为大多数的快速型心律失常其主要病机是心气亏虚，血脉阻滞，化而为瘀，瘀而化热，其中"热"是关键因素，并且由于"热"乃血中之"瘀热"，故黄老师选用石韦、丹参凉血清热。心与小肠相表里，小便癃闭不通，亦可造成心气闭阻、扰动心神，故方中加入石韦。

酸枣仁：味甘酸性平，入心、肝、胆经。功善养心安神，益肝。《名医别录》曰："主治烦心不得眠，脐上下痛，血转，久泄，虚汗，烦渴，补中，益肝气，坚筋骨，助阴气。"杜晨晖等研究发现，酸枣仁皂苷具有显著的安神镇静、抗焦虑抑郁、抗癌和保护心肌的作用。心主神，肝藏魂，心肝血虚，则神魂无所依附，故六神无主，魂飞梦绕，出现焦虑、心烦、失眠等症，而酸枣仁为心肝血虚之要药，心血得充，肝血得藏，神魂有所居处。黄永生教授治疗心血管疾病，非常重视患者的睡眠质量，对安神药物的应用非常普遍，或养心安神，或镇静安神。现代药理研究表明，酸枣仁中的黄酮苷具有安神镇静的作用，其进入中枢神经系统后，可拮抗突触后 5-HT1A 受体，促进大鼠快速动眼期的睡眠。此外，酸枣仁皂苷 A 对抗缺血再灌注心律失常的作用非常显著。

降香：味辛性温，入肝、脾经。功善化瘀止血，理气止痛。此药为黄永生教授治疗快速型心律失常在止血药中使用最频繁的一味药物，其功化瘀行血以止血，根据其病机，降香辛散温通，可化瘀行血，血行则瘀热自消，还可防止其瘀滞导致的出血。现代药理研究，降香挥发油能抗血栓形成，其提取物黄檀素可明显增加冠状动脉血流量，减慢心率，且不引起心律失常。

檀香：味辛性温，入脾、胃、心、肺经。功善行气止痛。《本草纲目》中记载煎服的檀香具有止心腹痛的功效，且檀香为"理气之要药"，檀香理气为主、丹参活血化瘀为主，黄永生教授常使二药配合，气血双补，气行则血行，祛瘀生新，改善心肌供血，发挥改善冠状动脉缺血再灌注损伤的作用。

丹参：味苦，性微寒，归心经、心包经、肝经。《本草便读》曰："丹参，功同四物，能祛瘀生新，善疗风而散结，性平和而走血，……丹参虽有参之名，但补血之力不足，活血之力有余，为调理血分之首药……。"故丹参有活血调经，祛瘀止痛，凉血消痈，除烦安神等作用，为治疗心血管疾病之要药。

附子：味辛、甘，性大热，归心、肾、脾经。《本草正义》言："本是辛温大热，其性善走，故为通十二经纯阳之要药，外则达皮毛而出表寒，里则达下元温痼冷，彻内彻外，凡三焦经络，诸脏诸腑，果有真寒，无不可治。"其主要成分为多种乌头碱的化合物，附子的回阳救逆、补阳助火的功效即现代医学所说的强心、抗心律失常、扩血管、增强肾上腺皮质系统的作用；而祛寒作用可认为是提高免疫系统功能、镇痛、提高血氧等功效，应用得当，常有起死回生之效，故被称为"回阳救逆第一品药"。黄永生教授善用附子治疗心脏疾患，一方面，心为君火；另一方面，东北天寒地冻，故人阳虚较多。对于阳虚较甚的患者，往往重剂起沉疴。

砂仁：辛温，归脾经、胃经、肾经。其气味辛香走窜，能醒脾化湿，温中止泻，理气安胎。《药性论》曰："主冷气腹痛，止休息气痢，劳损，消化水谷，温暖脾胃。"砂仁主要含有挥发油成分，对消化系统有良好的促进作用。能促进消化液的分泌，增加胃肠蠕动，提高胃肠的消化功能。

细辛：味辛温，归肺、肾、心经。《名医别录》云："主温中，下气，破痰，利水道，开胸中，除喉痹，鼻风痫，癫疾……。"其所含的消旋去甲乌药碱具有强心、扩血管、松弛平滑肌、增强脂代谢的作用。细辛不仅温里寒，还能散外寒，依少阴经之引经配伍药的不同而改变。与解表药为伍则解表，如麻黄汤；与温里药为伍则温里，如建中汤；与利水渗湿药配伍则化气利水，如五苓散等。古代桂枝与肉桂不分，都称作桂或者牡桂，今人视二者区别对待。肉桂能温补元阳，益阳治阴，对于沉寒痼疾，风寒外束，由寒而滞者，疗效显著。黄永生教授在应用桂枝时，如果阳虚甚，则再加入肉桂，两者同时应用，心肾之阳同温。

人参：味甘、微苦，归肺、脾、心经。能大补元气，是救危固脱之大药。《神农本草经》中记载："主补五脏，安精神，定魂魄，止惊悸，除邪气，明目，开心益智。"其不仅能补气，还能生津止渴，补气生血，安神益智。现代药理研究显示，人参主要有效成分为人参皂苷，还富含人参多糖、人参蛋白、氨基酸、黄酮类等物质，其有很强的抗氧化功效，可减慢心肌细胞的凋亡速率，可抗心律失常，逆转心肌肥大，促进微循环和降血脂等作用，能很好地预防心脑血管疾病。导师黄永生教授临床时，一般情况下应用人参，秋夏以西洋参或太子参代之，冬日则以红参代之，病情重者则用高丽参。

淫羊藿：味辛、甘，归肾、肝经。《日华子本草》云："治一切冷风劳气，补腰膝，强心力，丈夫绝阳不起，女子绝阴无子，筋骨挛急，四肢不任……"，其主要有补肾阳，祛风湿的作用。王英军等研究了淫羊藿总苷对血流动力学和心肌耗氧量的影响，结果显示淫羊藿总苷能显著增加心排量，提高心肌灌注量和心搏量，在降低心肌耗氧量的同时增加血氧利用率，改善心血管功能。黄永生教授常配伍仙茅即"二仙汤"以治疗肾之阴阳两虚所致的冠心病、更年期综合征等。

补骨脂：味辛、苦，性温，入肾、脾经。《本草备药》云："辛苦大温。入心包、命门，补相火以通君火，暖丹田，壮元阳，缩小便，治五劳七伤，腰膝冷痛，肾冷精流，肾虚泄泻。"补骨脂不仅温补肾阳，还具有通心火，温补脾胃的作用，可谓一举三得。有研究显示补骨脂素能抑制静脉内皮细胞产生止血因子，从而达到抑制血栓的形成，预防心血管血栓性疾病发生的作用。补骨脂常配伍淫羊藿，平补肾阳，温而不燥，保苓丹中即应用该组合。

黄芪：味甘，性微温；归脾、肺经。《景岳全书》曰："能补元阳，充腠理，治劳伤，长肌肉，气虚而难汗者可发，表疏而多汗者可止"，说明黄芪以补虚固表之功为胜。黄芪广泛地应用于心血管系统，现代药理研究其有抗心律失常，对缺血心肌有保护作用。黄永生教授在治疗虚性疾病，尤其以气虚为主时，往往大剂量使用黄芪，以补中气，中气充足，则宗气足。故张锡纯言其："能补气，兼能生气，善治胸中大气下陷"，《内经》云："宗气积于胸中，出喉咙，以贯心脉而行呼吸焉"，故宗气足则助心以行血气，则气血畅通。除此以外，黄芪还有利水消肿之功，阳虚气化不利，往往形成水肿，故以黄芪利水消肿，如黄永生教授常常配伍防己、玉米须增强利水之能。

茯苓：味甘、淡，性平；归心经、脾经、肾经。功能安神养神、淡渗利湿。《世补斋医书》云："茯苓一味，为治痰主药，痰之本，水也，茯苓可以行水。痰之动，湿也，茯苓又可行湿"，水、湿、痰可谓"一源三歧"，故以茯苓一味，制其三。心为火脏，主神，为一身之君主。故心为病，常病神志而水饮犯之，可见心烦、失眠、心悸等，故用茯苓，一能安神平悸，二能利水。现代药理发现，茯苓多糖有增强免疫的功效，除此以外，其各种提取物具有利尿、镇静的作用。

麻黄：味辛、微苦，性温，归肺、膀胱经。功能发汗解表，宣肺平喘，利水消肿。其主要成分为麻黄素，能有效缓解支气管平滑肌痉挛，兴奋心脏，收缩血管，升压的作用，对中枢神经系统有显著的兴奋作用。与细辛相伍以散在表之寒，与附子相须为用，既散在表之寒，也温在里之寒。

甘草：味甘、性平，归心、肺、脾、味经。《用药传心赋》言其"为和中之国老"。《本草汇言》云甘草"和中益气，补虚解毒之药"。蜜炙后性偏温，可增加其补养心脾之气的效用。与桂枝合用，名桂枝甘草汤，专治"其人叉手自冒心，心下悸，欲得按者"的心阳虚之证。

益母草：味苦、辛，气平，入足厥阴肝经。功能活血行经，破瘀通脉，利水消肿。既可以通心络又可以利小便通心阳，使浊阴得降清气得升而养心止悸动。现代研究显示益母草注射液对心肌缺血及再灌注损伤有明显治疗效果，有改善动物缺血心电图、心功能，减少肌酸激酶（CK）、天冬氨酸转氨酶（AST）、乳酸脱氢酶（LDH）、α-羟丁酸脱氢酶（α-HBDH）从心肌细胞漏出等多重作用。

②常用药对

百合-合欢皮、紫石英-磁石、丹参-砂仁-降香、川芎-石韦、黄芪-桂枝-甘草、丹参-苦参-人参、白附子-僵蚕-蝉蜕、甘草-黄精。

百合-合欢花。

百合，味甘性微寒，入肺、心、胃经，有润肺止咳、清心安神的功效。《日华子本草》曰："安心，定胆，益志，养五脏"。本品主要用于阴虚有热之心悸失眠。合欢皮，味甘性平，入心、肝、肺经，有解郁安神的功效。《神农本草经》曰："主安五脏，和心志……"。主要用于心神不宁、烦躁失眠。百合与合欢皮合用，安养五脏。

紫石英-磁石。

紫石英：味甘、辛，温，无毒。治上气心腹痛，寒热邪气结气，补心气不足，定惊悸，安魂魄，填下焦。配合味辛，微寒，且入足少阴肾、手太阴肺经的磁石，重镇阳气，使水制火，浊气下降，清气升于上而养心。诸冲上逆皆属于火，火气得镇则相火归位，水火相交，定心悸。

丹参-砂仁-降香。

丹参：味苦性微寒，入心、心包、肝经。黄永生教授认为心律失常发病者，多为中老年人，其心气多虚，"气行则血行，气虚则血瘀"，加之现在大社会，人们压力较大，易气郁气滞，故用丹参通行血脉、祛瘀止痛、除烦安神。配合砂仁化湿行气养心定悸。心与脾（胃）为相生关系、母子关系，胃不和则卧不安。黄永生教授认为，养心需安胃。脾胃为后天之本，心血需依赖脾所吸收和转输的水谷精微生成，脾易被湿邪困遏，故治疗心律失常方中多用砂仁以化湿醒脾，与丹参组成药对，治疗快速型心律失常。配合降香活血化瘀、辟秽化浊，恢复气机。

川芎-石韦。

川芎：味辛性温，入肝、胆、心包经。功善活血行气、祛风止痛。黄永生教授认为在心脏病方面，心与肝的关系非常重要，心与肝的主要病理表现为阴血不足和神志不安，而这两方面恰好是中医心系疾病的两个重要病因。"肝藏血，心行之"，故肝血充盛，血液疏泄正常，气血通畅；心血充足，肝可收藏，心血亦能充足，精神活动正常、情绪稳定。

配合石韦清金利水、利水通阳。心得血则养，得温则通，故可养心止悸。

黄芪-桂枝-甘草。

黄芪，味甘性微温，入脾、肺经。功善补气健脾，升阳举陷，益气固表。《医学衷中参西录》曰："能补气，兼能升气……"。桂枝，味辛甘性温，入心、肺、膀胱经。功善发汗解表，温通经脉，助阳化气。主要用于风寒感冒、心悸等病症。甘草，味甘性平，入心、肺、脾、胃经。功善补脾益气，调和诸药。主要用于心气不足，脉结代心动悸；脾气虚证等。

这三味药是黄芪桂枝五物汤的组成药物。黄永生教授应用此方加减，主要治疗快速型心律失常中的房颤患者，用黄芪、甘草补益脾胃，使后天气血生化，鼓动气以畅血行；桂枝温阳通脉；白芍和血柔肝以养血；姜枣调和营卫，且生姜辛散，既可增强桂枝温煦之力，又可增强桂枝通脉之力。诸药合用，通过补气方法来和血通脉，温助阳气，效如桴鼓。

丹参-苦参-党参。

苦参：味苦，寒。主心腹结气，癥瘕积聚，黄疸，溺有余沥，逐水，除痈肿，补中，明目，止泪。苦入心，寒除火，泄心经之火而通小肠之气壅，逐水以定悸。配合党参补气养心、丹参活血通脉，使心得养、心络得通而悸止。

白附子-僵蚕-蝉蜕。

白附子通血脉，缓心痛，调节心律，《别录》言其"主治心痛心痹"，与僵蚕、蝉蜕缓急止悸。

甘草-黄精。

大剂量生甘草、黄精能大补心阴，又能除热解毒通络，配合稳心系列方而定悸养心。

（3）心悸之法

快速性心悸的病机主要以气阴两虚夹瘀为主，相火妄动贯彻其中，故以益气养阴、活血化瘀为本，辅以重镇宁心之法，使心得养、相火归位。室性早搏主要以百合镇静汤和丹参饮为主方，用以活血化瘀祛痰、养心安神止悸。房性早搏主要以丹参饮和三参饮为主，因"久病属虚""久病入络""余邪未清"，化瘀的同时故更偏重以党参补虚、以丹参活络、以苦参清热。房颤的发作为心气虚，心神失养，不能自主，遂用黄芪桂枝五物汤补气和脉、温助阳气。

心动过缓类心悸的病机主要以脾肾阳虚为主，痰瘀贯彻始终，故用益气健脾、补肾助阳为本，兼用祛痰化瘀之法，使心得温、气机通畅。

心系病夹心悸主要以先天伏寒理论为基础，加用利水通阳止悸、大补心阴等法。

（4）心悸之理

心悸包括惊悸、怔忡，是指因气血阴阳亏虚、痰饮瘀血阻滞导致心失所养、心脉不畅，引起患者发作性自觉心中急剧跳动、惊慌不安、不能自主为主要表现的一种临床常见病症。常伴有气短、胸闷，甚则眩晕、喘促、脉象或迟或数、或结代等，因此在许多心系疾病中，心悸常常不能截然划分而出，只是以患者症状相对明显为主。其对应西医的各种原因引起的心律失常，如心动过速、心动过缓、早搏、心房颤动或扑动、房室传导阻滞、病态窦房结综合征、预激综合征以及心功能不全、一部分神经官能症等，均属中医心悸病证范畴，可参照本病进行辨证论治。

心动过速类心悸：病之心悸，责之于虚。黄永生教授认为大多数的快速型心律失常主要病机是心气亏虚，血脉阻滞，化而为瘀，瘀而化热，故用药物之辛味，通过其散、行的作用，行气行血；苦味药物，能泄、能燥，泻火存阴。吾师认为肝藏血，其体阴而用阳，刚柔并济。心主要有促进血液运行和化生血液的功能，心得血脉滋养，则神明自安。人至中老年，脏气亏虚，阴血损耗；脏气亏，则心之化赤功能减弱，血液来源减少；阴血耗，则肝体血液不充，故可致心肝血虚，心神失养，神明失安，心悸发之。所以吾师善用白芍、当归以补肝血、敛肝阴。心主血脉，主宰人体生命活动。心律失常患者病位主要在心，心气推动和调控血液运行能力减弱，使病理产物痰浊、瘀血、气滞、寒凝阻于心脉，又因情绪、寒冷、劳累等刺激，从而发生本病。黄永生教授认为补益心气，养心安神止悸是治疗本病的基础，因此药物归经为心经，补益心之气血阴阳，通血脉，养心神，心气充沛，阴阳调和，血液运行至全身，发挥濡养作用。脾主要生理机能是主运化与统血。脾胃主运化，为后天之本，脾胃运化水谷精微，化生气血以营养五脏六腑、四肢百骸，因此心血之化生有赖于脾的运化、胃的腐熟功能。心悸病在血脉，但与脾胃的关系密不可分，如出现心悸、乏力、失眠等心脾两虚的症状时，则需要归脾胃经的药物补益心脾、养血安神。吾师倡导血为有形之物，气属无形之用，有形之血生于无形之气的理论，故提出"心胃同治"而善用黄芪、甘草、人参。肺主气、司呼吸，肺位于胸中，心悸的发生与肺关系密切，患者常于劳累过后出现胸闷气短、心慌等症状，为肺气虚而

116

呼吸功能受损所致。肺经药通常具有理气、行气的功能，可行气化滞、理气降逆。吾师善用山药补肺气；百合补肺阴。老师治疗本病常用入肝经、心经、胃经、脾经、肺经的药物，可见调治肝、脾胃、肺在治疗心悸病中有着重要的作用。黄永生教授临床中重视各经之间的相互作用而用药，效果显著。

心动过缓类心悸：黄老认为本病的发生多因先天禀赋不足或后天饮食不节、情志不遂、外感邪毒、年老体弱、劳逸失度等，故致脾肾阳虚，命火不足，相火不发，心脉失于温养，鼓动无力，心血不能充养五脏六腑及四肢百骸而成。心阳失于温养，则下焦阴水上逆，可见心悸。病久因气虚血行不畅而致瘀，阳虚津不正化而成痰，故病人在脾肾阳虚的基础上，可出现挟痰挟瘀之象。故温通并用以恢复人体正常气化功能，使心得养。

心系病夹心悸：黄老认为胸痹心痛、心水病、风心病等都会夹杂有心悸的症状，应当以本病为主，在其基础上结合痰、瘀、虚等不同加予相应的药物。

3. 既往研究

通多对收集病案的整理，构建黄永生教授治疗病态窦房结综合征（SSS）的数据库，借助 TCMISS V2.5 软件，利用该软件的各种分析方法，如频次分析、关联规则、熵聚类分析等，分析黄永生教授治疗 SSS 的证型分布和用药规律，以达到继承和发展名老中医思想经验的目的，更好地指导临床诊疗工作。

3.1 研究资料

所有 SSS 患者的病案资料均来自黄永生教授工作室，时间从 2008 年

9月至2019年9月。录入内容包括患者姓名、性别、年龄、症状、舌苔脉象等四诊信息、中西医诊断及方药等。

3.2 诊断标准

（1）西医诊断标准

参照2009年《临床诊疗指南·心血管分册》及全国卫生健康委员会规划教材、全国高等学校教材、第9版《内科学》。

主要包括一系列心律失常：窦性心动过缓、窦性停搏、窦性阻滞、慢快综合征及窦房结变时性功能不全等。

临床表现：心悸、胸闷、气短、乏力、黑矇、晕厥等。

心电图和动态心电表现：

①严重的窦性心动过缓（心率<50次/min）；

②窦性停搏和（或）窦房阻滞；

③慢快综合征：阵发性心动过速（房颤、房扑、室上性心动过速）和心动过缓交替出现；

④持续性心房颤动再电复律后无可维持的窦性心律；

⑤持久、缓慢的房室交界性逸搏节律，部分患者可合并房室阻滞和室内阻滞；

⑥活动后心率不提高或提高不足。

（2）中医诊断标准

参照《中医证候鉴别诊断学》（第二版）、《中医疾病诊疗方案·心血管科诊疗方案》（2017年版）标准制定。

①中医诊断

心悸病：自觉心中跳动，惊慌不安，不能自主，可见结脉、代脉、促脉等脉象。

迟脉证：脉来迟慢，一息不足四至。

胸痹：膻中或心前区憋闷疼痛，甚则痛彻左肩背、咽喉、左上臂内侧等部位。呈发作性或持续不解，常伴有心悸气短，自汗，甚则喘息不得卧。

眩晕：头晕目眩，视物旋转，轻则闭目即止，重者如坐舟船，甚则仆倒。

②中医证候

心气虚证：心悸怔忡，气短胸闷，神疲乏力，或自汗，面色淡白，舌淡，脉虚。

心阳虚证：心悸怔忡，胸闷气短，畏寒肢冷，自汗，神疲乏力，面色㿠白，或面唇青紫，舌苔白滑，脉弱或结代。

心血虚证：心悸，失眠，多梦，健忘，头晕眼花，面色淡白或萎黄，唇舌色淡，脉细无力。

脾阳虚证：腹痛绵绵，喜温喜按，纳少腹胀，腹痛，便溏及阳虚症状。

肾阳虚证：腰膝酸软，腰膝冷痛，畏寒肢冷，面色㿠白或黧黑，神疲乏力，或性欲冷淡，男子阳痿、滑精、早泄，女子宫寒不孕、白带清稀量多，或夜尿清长，夜尿频多，舌淡苔白，脉沉细无力，尺部尤甚。

痰证：胸闷脘痞，恶心欲呕，纳呆，呕吐痰涎，头晕目眩，形体肥胖，舌苔腻，脉滑。

血虚证：面色淡白或萎黄，眼睑、口唇、爪甲色淡，头晕眼花，心悸，失眠多梦，健忘，手足麻木，舌淡苔白，脉细无力。

血瘀证：痛如针刺，固定不移，夜间痛甚，面色黧黑，唇甲青紫，舌质紫暗，或有瘀斑，舌下络脉曲张，脉涩或结代。

③中药分类

药物类别主要包括补虚药，温里药，活血化瘀药，止血药，理气药，化痰药，安神药，解表药，利水渗湿药，平肝息风药等。

（3）纳入标准

①符合西医诊断标准。

②病例档案完整，患者经治疗后好转，并复诊至少两次，病例涵盖调查内容。

（4）排除标准

①不符合西医标准者。

②为病窦综合征患者，但未服用药物者。

③生理性心动过缓者（如老年人、运动员等）；药物所致者；以及甲状腺功能减退、黄疸等其他病理状态者。

3.3 研究方法

（1）医案信息整理

选取符合诊纳排标准的病案，将患者的性别、年龄、症状、舌脉、中西医诊断、治法、方药、剂量等内容，录入 TCMISS V2.5 软件，然后对性别、年龄、证型、方药进行统计分析。

（2）病案的预处理

对数据库中的症状、体征、舌脉、证型和药物名称进行统一规范录入。

名词统一：当描述同样的症状，但表述不同时，进行名词统一。

心悸：心慌、心跳、心慌乱跳。

气短：少气、上不来气、气不够用、大喘气。

乏力：困乏、没精神、没劲。

胸闷：前胸憋闷感、胸闷不舒、胸闷憋气、胸闷塞。

头晕：头昏沉、头晕眼花、头昏脑胀、晕头转向。

畏寒肢冷：怕冷、手脚凉、手脚冰、不敢碰凉水。

纳呆：食欲减退、不想吃饭、纳少、纳差、不欲食，食欲不振、没有胃口。

便溏：大便不成形、大便稀、大便烂。

其他症状不一一列举。

时间节律：当医案中出现有时、阵发、时而、不定时、一直、最近、微微、夜间、饭前等时，均认为有此症状。

程度副词：当医案中出现加重、加剧、明显、减轻、缓解等时，均视为有此症状；当出现不显、好像、极少、极个别、很少等时，视为无此症状。

②证型术语规范

普通证型可参考《中医证候鉴别诊断学》（第二版）、中医药高级丛书《中医诊断学》以及黄永生教授既往经验。对于缺失证型，可根据黄永生教授的经验进行命名。具体见表2-1。

表2-1 证型规范表

规范名称	常用名称
心肾阳虚	心肾阳亏、心肾两虚、心肾气虚
脾肾阳虚	脾肾不足、脾肾阳衰

规范名称	常用名称
痰瘀互结	痰瘀痹阻、痰浊瘀阻、痰瘀阻络
气阴两伤	气阴两虚、气阴亏耗、津气两伤
肝郁气滞	肝郁气结、肝气郁结
肾不纳气	肾虚不纳、肾失摄纳

③中药名称规范

中药名称的规范，根据黄永生教授用药习惯情况，并参照新世纪
（第二版）全国高等中医院校规划教材《中药学》，将主要药物名称标准规
范如表2-2。

表2-2 中药名称规范前后对照表

规范后	规范前	规范后	规范前
附子	黑顺片、制附片、炮附子	党参	潞党参、明党参
桂枝	桂、桂心	蝉蜕	全蜕、蝉衣
山茱萸	山萸肉	僵蚕	白僵蚕、炒白僵蚕
陈皮	橘皮、桔皮	砂仁	缩砂仁、阳春砂
白术	炒白术、焦白术、于术	生地黄	生地
炙麻黄	炙蜜麻黄	甘草	生甘草
黄芪	生黄芪	郁金	广郁金
人参	生晒参、白参、人参须	紫苏梗	苏梗
补骨脂	故纸、破故纸、盐补骨脂	酸枣仁	炒枣仁、炒酸枣仁
淫羊藿	仙灵脾、羊火叶	首乌藤	夜交藤

3.3 建立数据库

在 TCMISS V2.5 软件上依次录入医案。由两位研究员（WT 和 ZD）完
成数据的录入和核对，WT 负责录入数据，再经 ZD 进行审核，以提高数
据准确度，保证研究结果的可靠性。

3.4 统计与分析

运用 TCMISS V2.5 软件的统计报表对医案的基本信息进行统计，利用数据分析模块，对症状、证型、药物进行频数分析、关联规则、熵聚类分析。

3.5 研究结果

根据上述诊断标准、纳入标准及排除标准，遴选出 101 名患者，101 次医案。现将研究结果公布如下：

（1）性别分布

在 101 名患者当中，男性患者一共有 46 例，约占 45.5%；女性 55 例，约占 54.5%，男：女＝1：1.20，男女比例相差不大，见表 2-3。

表 2-3　性别分布

性别	计数（例）	占比（%）
男	46	45.5
女	55	54.5
合　计	101	100

（2）年龄分布

在 101 名患者当中，年龄最大者 83 岁，最小者 23 岁，以每 10 岁为一个年龄段，将年龄分为 7 个年龄段。其中以 60～69 岁（27.8%）、50～59 岁（38.6%）年龄段患者最多，其次为 40～49 岁（16.8%）、70～79 岁（7.9%）、30～39 岁（5.0%）、80 岁以上（3.0%）、30 岁以下（0.9%）。由此得出黄永生教授治疗的 SSS 患者群中，发病年龄以 50～69 岁年龄段较多，见表 2-4。

表 2-4　年龄分布

年龄(岁)	频数(例)	占比(%)
小于 30	1	0.9
40~49	17	16.8
50~59	39	38.6
60~69	28	27.8
70~79	8	7.9
80 以上	3	3.0

（3）症状统计

根据症状频次统计，101 例病案共出现 83 种症状，其中舌象 19 种，脉象 9 种。

临床症状分布（共出现不同症状 55 种），见表 2-5。

表 2-5　症状频次表（频次大于 20 次）

症状	频次(次)	频率(%)	症状	频次(次)	频率(%)
心悸	78	77.23	畏寒	36	35.64
乏力	70	69.31	口唇青紫	33	32.67
胸闷	67	66.34	胸痛	30	29.70
失眠	66	65.35	呃逆	28	27.72
口干	63	62.34	脘胀	26	25.74
头晕	56	54.45	耳鸣	25	24.75
肢冷	55	54.44	头痛	21	20.79
心烦	54	53.47	腰酸	21	20.79
气短	50	49.50	痛经	21	20.79
太息	49	48.51	腰痛	20	19.80
自汗	47	46.53			

舌象分布(共出现 21 种舌象)

舌质多为青紫舌，淡红舌，淡白舌，舌苔多为白腻苔，薄白苔等。
见表 2-6。

表 2-6 舌象分布

舌象	频次(次)	频率(%)	舌象	频次(次)	频率(%)
苔薄白	60	59.41	苔薄黄	11	10.89
舌淡红	38	37.62	苔薄黄腻	7	6.93
舌淡白	27	26.73	苔垢腻	6	5.94
舌体青紫	26	25.74	裂纹舌	5	4.95
舌有瘀斑	24	23.76	苔薄垢腻	5	4.95
舌淡嫩	24	23.76	苔滑腻	1	0.99
齿痕舌	23	22.77	苔黄腻	1	0.99
舌体青紫有瘀斑	19	15.84	苔白厚腻	1	0.99
苔薄白腻	17	16.83	少苔	1	0.99
舌暗红	11	10.89			

脉象分布(9 种脉象)

脉象分布中，多为沉弦缓、沉弦细的脉象。见表 7。

表 2-7 脉象分布

脉象	频次(次)	频率(%)	脉象	频次(次)	频率(%)
脉沉弦缓	52	51.49	脉细弱	3	2.97
脉沉弦细	19	18.81	脉虚	1	0.99
脉细缓	10	9.90	脉迟	1	0.99
脉结代	7	6.93	脉沉弦滑	1	0.99
脉沉缓	7	6.93			

（4）中医病种的分布情况

经过统计得出，该 101 例病窦综合征患者中，主要的中医疾病有胸痹、心悸病、迟脉证和眩晕病四种，其频数频率分布情况见图 2-1，图 2-2。

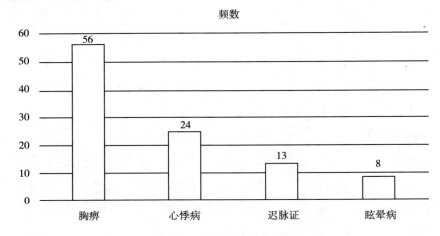

图 2-1 中医病种频数分布

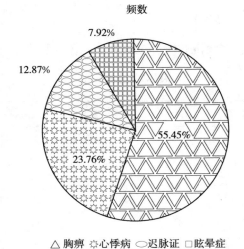

图 2-2 中医病种频率分布

（5）证型统计

①证型分布

在所有病案中，其主要证型包含心肾阳虚证、脾肾气虚证、瘀血内阻证、心肾阳虚、痰瘀阻络证，其频率分别为：47.52%、12.87%、10.89%、9.90%。见表2-8。

表2-8　证型分布

证型	频次（次）	频率（%）	证型	频次（次）	频率（%）
心肾阳虚证	48	47.52	气阴两虚证	3	2.97
脾肾气虚证	13	12.87	痰瘀互结证	2	1.98
瘀血内阻证	11	10.89	气虚血瘀证	2	1.98
心肾阳虚，痰瘀阻络证	10	9.90	阴虚内热证	1	0.99
气虚气滞证	6	5.95	先天伏寒证	1	0.99
脾肾阳虚证	3	2.97	肝瘀气滞证	1	0.99

②证素统计

病理因素分布：依次为虚、寒、瘀、痰、热。见表2-9。

表2-9　病理因素分布

病位	虚	寒	瘀	痰	热
频次（次）	87	61	24	12	1
频率（%）	86.14	60.40	23.76	11.88	0.99

脏腑病位分布：对101例病案的证型涉及到的脏腑进行统计，包括有心、肾、脾、肝等四脏。见表2-10。

表 2-10　脏腑病位分布

病位	肾	心	脾	肝
频次（次）	74	58	16	1
频率（%）	73.27	57.43	15.84	0.99

（6）药物统计

①高频药物分布

在 101 诊次的病案中，一共包含了 117 味药，累计用药的频次为 1830 次，平均每一诊次的用药味数为 18.1 味药。使用频次大于 10 次的药物有 40 种，其中使用频率在 50%以上的药物都有黄芪、茯苓、炙甘草、桂枝、淫羊藿、大枣、丹参、附子、补骨脂、砂仁、人参、降香、酸枣仁、细辛、炙麻黄。详见表 2-11。

表 2-11　高频药物分布

药物	频次（次）	频率（%）	药物	频次（次）	频率（%）
黄芪	95	94.06	苍术	31	30.69
茯苓	95	94.06	陈皮	25	24.75
炙甘草	90	89.11	枸杞子	22	21.78
桂枝	87	86.14	仙茅	20	19.80
淫羊藿	82	81.18	巴戟天	20	19.80
大枣	78	77.23	厚朴	20	19.80
丹参	75	74.26	知母	18	17.82
制附子	72	71.29	当归	18	17.82
补骨脂	67	66.34	太子参	18	17.82
砂仁	63	62.38	蝉蜕	17	16.83
人参	58	57.43	党参	17	16.83
降香	57	56.44	菟丝子	17	16.83

药物	频次（次）	频率（%）	药物	频次（次）	频率（%）
酸枣仁	55	54.46	僵蚕	17	16.83
细辛	55	54.46	龙齿	17	16.83
炙麻黄	54	53.47	檀香	16	15.84
青皮	50	49.59	黄柏	15	14.85
枳壳	50	49.59	石韦	13	12.8
磁石	47	46.53	苦参	12	11.88
三七	33	32.67	首乌藤	12	11.88
白术	31	30.69	川芎	10	9.90

参考新世纪（第二版）全国高等中医院校规划教材《中药学》，根据功效，将以上高频药物进行功效归类，其中使用最多的前五种中药为补气药、补阳药、发散风寒药、理气药、化湿药。见表2-12。

表 2-12　药物功效分布

序号	药物种类	药物频数	药物
1	补气药	387	黄芪、炙甘草、大枣、人参、白术、太子参、党参
2	补阳药	206	淫羊藿、补骨脂、仙茅、巴戟天、菟丝子
3	发散风寒药	196	桂枝、细辛、炙麻黄
4	理气药	141	青皮、枳壳、陈皮、檀香
5	化湿药	114	砂仁、苍术、厚朴
6	利水消肿药	95	茯苓
7	化瘀止血药	90	降香、三七
8	活血调经药	75	丹参
9	温里药	72	附子
10	养心安神药	67	酸枣仁、首乌藤
11	重镇安神药	64	磁石、龙齿

续表

序号	药物种类	药物频数	药物
12	清热燥湿药	27	苦参、黄柏
13	补阴药	22	枸杞子
14	清热泻火药	18	知母
15	补血药	18	当归
16	息风止痉药	17	僵蚕
17	发散风热药	17	蝉蜕
18	利尿通淋药	13	石韦
19	活血止痛药	10	川芎

②药物性味归经统计

四气：以温性、平性药物为主，而寒性、凉性药物较少使用。见图 2-3。

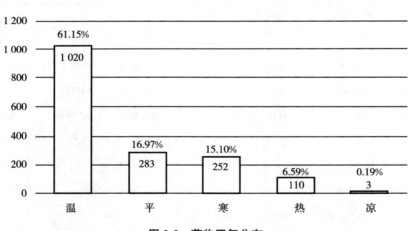

图 2-3　药物四气分布

五味以甘味药、辛味药为主，较少使用咸味药、酸味药、涩味药。见表 2-13。

表 2-13 药物五味分布

五味	甘	辛	苦	咸	酸	涩
频次（次）	937	856	611	79	70	12
频率（%）	36.53	33.41	23.85	3.08	2.73	0.40

归经情况：以归脾经的药物最多，其次为归肝经、心经、肾经。见表 2-14。

表 2-14 药物归经分布

归经	频次（次）	频率（%）	归经	频次（次）	频率（%）
脾	864	19.83	膀胱	192	4.41
肝	699	16.04	胆	135	3.10
心	671	15.39	心包	78	1.79
肾	666	15.28	大肠	65	1.47
肺	565	12.96	三焦	5	0.11
胃	416	9.55	小肠	2	0.004 7

（7）关联规则

使用辅助系统中"数据分析"模块中的组方规律功能，分析 101 个处方 117 味药物之间的关系，一共得出 72 个常用药物模式，见表 2-15。

表 2-15 支持度为 65，置信度 0.8 条件下的用药模式

序号	药物模式	频数	序号	药物模式	频数
1	黄芪，茯苓	92	37	炙甘草，黄芪，淫羊藿，桂枝，茯苓	71
2	炙甘草，黄芪	90	38	茯苓，附子	70
3	炙甘草，茯苓	88	39	黄芪，茯苓，附子	70
4	炙甘草，黄芪，茯苓	87	40	黄芪，大枣，桂枝	70
5	黄芪，桂枝	86	41	炙甘草，丹参	69
6	桂枝，茯苓	84	42	炙甘草，大枣，桂枝	69

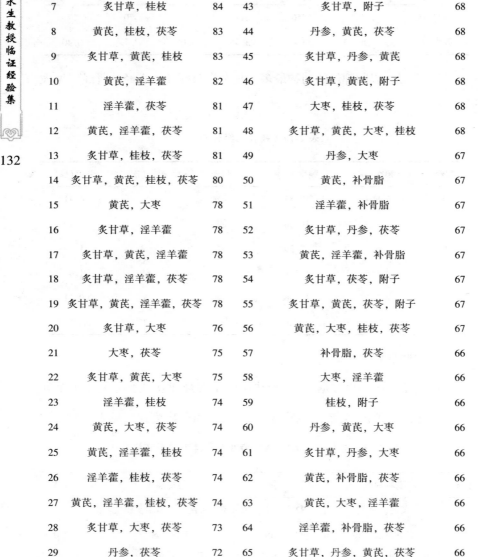

序号	药物模式	频数	序号	药物模式	频数
7	炙甘草，桂枝	84	43	炙甘草，附子	68
8	黄芪，桂枝，茯苓	83	44	丹参，黄芪，茯苓	68
9	炙甘草，黄芪，桂枝	83	45	炙甘草，丹参，黄芪	68
10	黄芪，淫羊藿	82	46	炙甘草，黄芪，附子	68
11	淫羊藿，茯苓	81	47	大枣，桂枝，茯苓	68
12	黄芪，淫羊藿，茯苓	81	48	炙甘草，黄芪，大枣，桂枝	68
13	炙甘草，桂枝，茯苓	81	49	丹参，大枣	67
14	炙甘草，黄芪，桂枝，茯苓	80	50	黄芪，补骨脂	67
15	黄芪，大枣	78	51	淫羊藿，补骨脂	67
16	炙甘草，淫羊藿	78	52	炙甘草，丹参，茯苓	67
17	炙甘草，黄芪，淫羊藿	78	53	黄芪，淫羊藿，补骨脂	67
18	炙甘草，淫羊藿，茯苓	78	54	炙甘草，茯苓，附子	67
19	炙甘草，黄芪，淫羊藿，茯苓	78	55	炙甘草，黄芪，茯苓，附子	67
20	炙甘草，大枣	76	56	黄芪，大枣，桂枝，茯苓	67
21	大枣，茯苓	75	57	补骨脂，茯苓	66
22	炙甘草，黄芪，大枣	75	58	大枣，淫羊藿	66
23	淫羊藿，桂枝	74	59	桂枝，附子	66
24	黄芪，大枣，茯苓	74	60	丹参，黄芪，大枣	66
25	黄芪，淫羊藿，桂枝	74	61	炙甘草，丹参，大枣	66
26	淫羊藿，桂枝，茯苓	74	62	黄芪，补骨脂，茯苓	66
27	黄芪，淫羊藿，桂枝，茯苓	74	63	黄芪，大枣，淫羊藿	66
28	炙甘草，大枣，茯苓	73	64	淫羊藿，补骨脂，茯苓	66
29	丹参，茯苓	72	65	炙甘草，丹参，黄芪，茯苓	66
30	黄芪，附子	72	66	黄芪，淫羊藿，补骨脂，茯苓	66
31	炙甘草，黄芪，大枣，茯苓	72	67	炙甘草，大枣，桂枝，茯苓	66
32	丹参，黄芪	71	68	黄芪，桂枝，附子	65

序号	药物模式	频数	序号	药物模式	频数
33	大枣，桂枝	71	69	大枣，淫羊藿，茯苓	65
34	炙甘草，淫羊藿，桂枝	71	70	炙甘草，丹参，黄芪，大枣	65
35	炙甘草，黄芪，淫羊藿，桂枝	71	71	黄芪，大枣，淫羊藿，茯苓	65
36	炙甘草，淫羊藿，桂枝，茯苓	71	72	炙甘草，黄芪，大枣，桂枝，茯苓	65

支持度为 65，置信度为 0.8 的情况下，对 101 首方进行组方规律分析，现将前 100 条药物组合关联及置信度列出，见表 2-16。

表 2-16 药物组合关联规则

序号	规则	置信度
1	淫羊藿→黄芪	1
2	补骨脂→黄芪	1
3	补骨脂→淫羊藿	1
4	淫羊藿，茯苓→黄芪	1
5	茯苓，附子→黄芪	1
6	补骨脂，茯苓→黄芪	1
7	炙甘草，淫羊藿→黄芪	1
8	炙甘草，附子→黄芪	1
9	淫羊藿，桂枝→黄芪	1
10	大枣，淫羊藿→黄芪	1
11	淫羊藿，补骨脂→黄芪	1
12	黄芪，补骨脂→淫羊藿	1
13	补骨脂→黄芪，淫羊藿	1
14	炙甘草，淫羊藿→茯苓	1
15	淫羊藿，桂枝→茯苓	1
16	补骨脂，茯苓→淫羊藿	1
17	炙甘草，淫羊藿，茯苓→黄芪	1

序号	规则	置信度
18	炙甘草，黄芪，淫羊藿→茯苓	1
19	炙甘草，淫羊藿→黄芪，茯苓	1
20	炙甘草，茯苓，附子→黄芪	1
21	淫羊藿，桂枝，茯苓→黄芪	1
22	黄芪，淫羊藿，桂枝→茯苓	1
23	淫羊藿，桂枝→黄芪，茯苓	1
24	淫羊藿，补骨脂，茯苓→黄芪	1
25	黄芪，补骨脂，茯苓→淫羊藿	1
26	补骨脂，茯苓→黄芪，淫羊藿	1
27	炙甘草，淫羊藿，桂枝→黄芪	1
28	炙甘草，淫羊藿，桂枝→茯苓	1
29	炙甘草，淫羊藿，桂枝，茯苓→黄芪	1
30	炙甘草，黄芪，淫羊藿，桂枝→茯苓	1
31	炙甘草，淫羊藿，桂枝→黄芪，茯苓	1
32	炙甘草→黄芪	0.989 010 989
33	炙甘草，茯苓→黄芪	0.988 636 364
34	桂枝，茯苓→黄芪	0.988 095 238
35	炙甘草，桂枝→黄芪	0.988 095 238
36	淫羊藿→茯苓	0.987 804 878
37	黄芪，淫羊藿→茯苓	0.987 804 878
38	淫羊→黄芪，茯苓	0.987 804 878
39	炙甘草，桂枝，茯苓→黄芪	0.987 654 321
40	大枣→黄芪	0.987 341 772
41	炙甘草，大枣→黄芪	0.986 842 105
42	大枣，茯苓→黄芪	0.986 666 667
43	附子→黄芪	0.986 301 37

序号	规则	置信度
44	炙甘草，大枣，茯苓→黄芪	0.986 301 37
45	大枣，桂枝→黄芪	0.985 915 493
46	炙甘草，丹参→黄芪	0.985 507 246
47	炙甘草，大枣，桂枝→黄芪	0.985 507 246
48	炙甘草，附子→茯苓	0.985 294 118
49	炙甘草，黄芪，附子→茯苓	0.985 294 118
50	炙甘草，附子→黄芪，茯苓	0.985 294 118
51	大枣，桂枝，茯苓→黄芪	0.985 294 118
52	补骨脂→茯苓	0.985 074 627
53	丹参，大枣→黄芪	0.985 074 627
54	丹参，大枣→炙甘草	0.985 074 627
55	黄芪，补骨脂→茯苓	0.985 074 627
56	补骨脂→黄芪，茯苓	0.985 074 627
57	淫羊藿，补骨脂→茯苓	0.985 074 627
58	炙甘草，丹参，茯苓→黄芪	0.985 074 627
59	黄芪，淫羊藿，补骨脂→茯苓	0.985 074 627
60	淫羊藿，补骨脂→黄芪，茯苓	0.985 074 627
61	桂枝，附子→黄芪	0.984 848 485
62	大枣，淫羊藿→茯苓	0.984 848 485
63	丹参，黄芪，大枣→炙甘草	0.984 848 485
64	炙甘草，丹参，大枣→黄芪	0.984 848 485
65	黄芪，大枣，淫羊藿→茯苓	0.984 848 485
66	炙甘草，大枣，桂枝，茯苓→黄芪	0.984 848 485
67	桂枝→黄芪	0.977 272 727
68	大枣，茯苓→炙甘草	0.973 333 333
69	黄芪，大枣，茯苓→炙甘草	0.972 972 973

序号	规则	置信度
70	黄芪，附子→茯苓	0.972 222 222
71	大枣，桂枝→炙甘草	0.971 830 986
72	黄芪，大枣，桂枝→炙甘草	0.971 428 571
73	炙甘草，丹参→茯苓	0.971 014 493
74	丹参，黄芪，茯苓→炙甘草	0.970 588 235
75	炙甘草，丹参，黄芪→茯苓	0.970 588 235
76	大枣，桂枝，茯苓→炙甘草	0.970 588 235
77	丹参，大枣→炙甘草，黄芪	0.970 149 254
78	黄芪，大枣，桂枝，茯苓→炙甘草	0.970 149 254
79	炙甘草→茯苓	0.967 032 967
80	炙甘草，黄芪→茯苓	0.966 666 667
81	黄芪，桂枝→茯苓	0.965 116 279
82	黄芪，桂枝→炙甘草	0.965 116 279
83	桂枝，茯苓→炙甘草	0.964 285 714
84	炙甘草，桂枝→茯苓	0.964 285 714
85	黄芪，桂枝，茯苓→炙甘草	0.963 855 422
86	炙甘草，黄芪，桂枝→茯苓	0.963 855 422
87	淫羊藿，茯苓→炙甘草	0.962 962 963
88	黄芪，淫羊藿，茯苓→炙甘草	0.962 962 963
89	淫羊藿，茯苓→炙甘草，黄芪	0.962 962 963
90	大枣→炙甘草	0.962 025 316
91	黄芪，大枣→炙甘草	0.961 538 462
92	炙甘草，大枣→茯苓	0.960 526 316
93	炙甘草，黄芪，大枣→茯苓	0.96
94	大枣，茯苓→炙甘草，黄芪	0.96
95	淫羊藿，桂枝→炙甘草	0.959 459 459

序号	规则	置信度
96	黄芪，淫羊藿，桂枝→炙甘草	0.959 459 459
97	淫羊藿，桂枝→炙甘草，黄芪	0.959 459 459
98	淫羊藿，桂枝，茯苓→炙甘草	0.959 459 459
99	淫羊藿，桂枝→炙甘草，茯苓	0.959 459 459
100	黄芪，淫羊藿，桂枝，茯苓→炙甘草	0.959 459 459

核心药物的"网络展示"图，见图2-4。

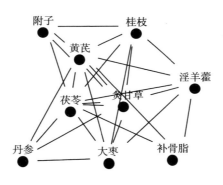

图 2-4

(8)熵聚类的组方规律

在相关度为5，惩罚度为10的情况下，进行聚类分析，得出处方中两药之间的关联度。其中，相关系数在0.04以上的药对，见表2-17。

表 2-17 药物关联度分析

项目1	项目2	关联系数	项目1	项目2	关联系数
砂仁	巴戟天	0.125 030 5	丹参	檀香	0.049 769 85
砂仁	附子	0.113 343 2	厚朴	细辛	0.047 223 9
苍术	当归	0.105 566 9	淫羊藿	巴戟天	0.046 615 24
苍术	知母	0.105 566 9	炙麻黄	丹参	0.046 081 01

138

项目1	项目2	关联系数	项目1	项目2	关联系数
砂仁	干姜	0.097 231 48	人参	干姜	0.045 910 33
砂仁	僵蚕	0.086 405 72	炙麻黄	厚朴	0.044 198 19
苍术	补骨脂	0.073 817 19	降香	石韦	0.044 142 54
白术	补骨脂	0.073 817 19	青皮	龙齿	0.044 091 25
补骨脂	干姜	0.065 348 48	枳壳	龙齿	0.044 091 25
苍术	细辛	0.063 471 79	青皮	降香	0.043 303 07
白术	细辛	0.063 471 79	青皮	人参	0.043 303 07
陈皮	干姜	0.062 130 06	枳壳	降香	0.043 303 07
砂仁	淫羊藿	0.061 487 64	枳壳	人参	0.043 303 07
砂仁	首乌藤	0.058 759 24	桂枝	黄连	0.042 977 65
陈皮	紫苏梗	0.057 854 25	细辛	补骨脂	0.041 975 44
陈皮	黄连	0.057 854 25	青皮	补骨脂	0.041 922 51
陈皮	香附	0.057 854 25	枳壳	补骨脂	0.041 922 51
苍术	人参	0.057 653 49	淫羊藿	知母	0.041 395 49
白术	人参	0.057 653 49	炙甘草	熟地黄	0.041 392 34
砂仁	厚朴	0.057 515 65	苍术	檀香	0.041 307 18
降香	莪术	0.052 634 87	附子	巴戟天	0.040 534 17
厚朴	补骨脂	0.051 612 29	炙麻黄	白芍	0.040 482 12

复杂系统熵类聚的新方分析:

基于复杂系统熵类聚新方分析,得出治疗病窦综合征的药物组合,见表2-18,对应的药物组合网络图,见图2-5;中药组合类聚新处方,见表2-19,网络可视化图,见图2-6。

表 2-18　层次聚类药物组合

药物组合 1	药物组合 2
炒苍术，巴戟天，干姜	炒白术，巴戟天，补骨脂
蝉蜕，附子，磁石	首乌藤，附子，磁石
丹参，檀香，降香	丹参，大枣，降香，三七

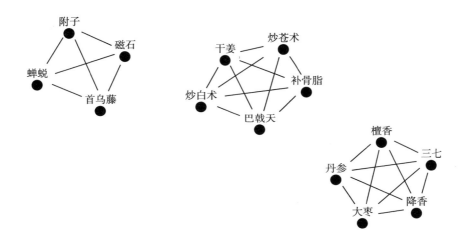

图 2-5　药物组合网络图

表 2-19　层次聚类药物组合新处方

序号	新处方组合
1	炒苍术、巴戟天、干姜、丹参、砂仁、降香
2	蝉蜕、附子、细辛、酸枣仁、首乌藤、磁石

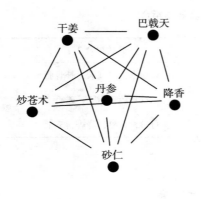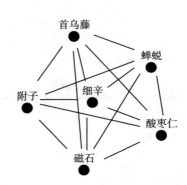

图 2-6　新处方网络可视化图

3.6　分析与讨论

（1）基本信息情况

结合表 2-3，本课题研究的 101 例病案中，男性患者一共 46 例，约占 45.5%；女性患者 55 例，约占 54.5%，男女比例为 1：1.20，相差不大，而女性患者略多于男性，可能与女性属阴的特质有关，女性情志波动较大，易情志不遂，思虑过多，气机郁结，肝郁克脾。

结合表 2-4 可以看出，随着年龄的增长，人体脏腑衰退，发病率也在随之上升，其中以 50～59 岁（38.6%）、60～69 岁（27.8%）年龄段患者最多。由此可知，人四十岁以后开始阴阳俱虚，脏腑机能逐渐衰退老化，该病发病率明显增多，这也是该病发生的生理因素之一。

（2）临床表现

结合表 2-5 得出 SSS 患者设计的临床症状有 55 种，其中主要症状有心悸、乏力、胸闷、失眠、口干、头晕、肢冷，兼症以心烦、气短、太息、自汗、畏寒、口唇青紫等为主，表现出一派心阳虚、气虚、血瘀的症状，其次还有胸痛、呃逆、脘胀、腰酸、腰痛等中焦脾胃和下焦肝肾的症状。

结合表2-6，舌质表现以青紫舌、淡红舌、淡白舌为主，频率分别为41.58%、37.62%、26.73%，其中淡青紫舌最多；舌苔的表现以薄白苔、薄白腻苔为主，频率分别为59.41%、16.83%，其中以苔白为最多；脉象以沉脉、弦脉、缓脉多见，其中沉脉85.22%，弦脉71.29%，缓脉68.32%，其次还有结代脉、迟脉等。

综上所述，本次研究中，SSS的主要临床症状为心悸、乏力、胸闷、失眠、口干、头晕、肢冷、心烦、气短、太息、自汗、畏寒、口唇青紫为主；舌象为淡青紫舌、淡红舌、淡白舌，薄白苔、薄白腻苔为主；脉象主要为脉沉弦缓。

在症状表现中，既有心阳虚的表现，也有肾阳虚、脾阳虚等一派阳虚的表现；舌淡青紫多见有虚、有寒、有瘀，苔薄白、薄白腻亦是阳虚痰饮不化的表现；沉脉主脏腑虚衰、正气不足，弦脉主痛症、痰饮等。缓脉虽有正常脉象的意义，但这里指缓而乏力的不正常脉象，缓脉与迟脉类似，有寒证、"阳不胜阴气血寒"的意义。

（3）中医病种分布情况分析

由图2-1、图2-2可以看出，病窦综合征所包含的中医疾病主要有胸痹、心悸病、迟脉证和眩晕病，所占频率分别为55.45%、23.76%、12.87%、7.92%。中医的胸痹相当于西医的冠状动脉粥样硬化性心脏病，心悸病相当于心律失常，这与西医研究该病的病因情况基本吻合。

（4）证型统计分析

结合表2-7、表2-8、表2-9和表2-10，其主要证型有心肾阳虚证、脾肾气虚证，还有瘀血内阻证等，频率分别为 56.43%、12.87%、10.89%，其中心肾阳虚证显著高于其他证型。

心者君主之官，为五脏六腑之大主；肾乃先天之本，为一身元阴元阳之根；脾胃为后天之本，气血生化之源。心阳虚，则血脉推动乏力，故见脉缓，阳虚则生内寒，故畏寒肢冷。元阳衰疲，腰腑失于濡养，则腰酸腰疼；元阳虚衰，则釜底无火，水液难以蒸腾气化上升，故现口干、咽干；坎中火衰，不能上济离火，则心火更衰，畏寒肢冷更甚；中焦脾胃亦需下焦肾火的温养，肾火不充，中焦脾胃失于温养，日久则脾阳亦衰，胃主受纳，脾主运化，中焦火衰，则不能受纳腐熟水谷，不能升清降浊，故见脘痞腹胀，甚则疼痛，大便溏泄不调。而以上各脏腑功能的正常运转，又需要肝的疏泄正常，若肝郁气滞，又可见太息，脉弦细等表现。除此之外，心阳虚衰推动无力又可形成瘀血；脾肾阳虚，一则水液不正常输布；二则水饮不能被代谢，故有形成痰浊水饮，阻滞经脉，形成痰瘀互结，影响气血的正常运行。总之本病为以心、脾、肾之阳虚为本，瘀血、痰浊、水饮为标，形成的本虚标实之证。

导师黄永生教授指出，本病的病位在心，但和脾肾的关系紧密相关。其是由于各种原因导致的脾肾阳虚，命门相火不充，心脉失于温养，鼓动乏力，气血无以充养五脏六腑及四肢百骸而成。病情迁延不愈，则气虚而血行不畅，产生血瘀，阳虚水液不化而成痰饮，因此该病患是在脾肾阳虚的病理基础上，形成夹痰夹瘀的表现。

（5）用药特点

①药物的四气五味归经分析

结合图 2-3，从四气统计可以得出，使用频率最高的药物为温性药和平性药，而热性药物使用较少。《内经》云"寒者热之""损者温之"，故治疗该病需要用温热一类的药物，而《内经》提示在治疗虚寒性疾病，当以温性药物为主，稍佐以热性药，取"少火生气"之意，以治疗慢性虚寒病，而对于亡阳之重证急证，则当以热药为主，如四逆汤之附子，以力挽狂澜，救人于危难之间。从图2-1也可看出，有部分寒性、凉性药物。因为该病虽然为阳虚寒证，但根据中医理论，往往不可纯用温热之药，以防造成温补太过，燥热伤阴之弊，所以当适时佐以寒凉，这样可使整个方药补阳而不伤阴，虽用寒凉药，而实为补阳。张景岳云："善补阳者，必于阴中求阳。"由此充分体现了古人制方之要旨。

结合表2-13可以得出，药物五味中，以辛味药、甘味药为主，频率分别为36.53%、33.41%，其次为苦味药频率为23.85%，除此以外，还有咸味药和少量酸涩味药物。《内经》云："辛甘化阳，酸甘化阴。"故在这里以辛甘药物为主，辛甘以化阳，故以此主要温补心脾肾之阳衰。其次，气血得寒则凝，得温则行，故阳气充足，经络血脉得温，气血则行，水饮则化。又因本病病位在心，而苦为心之味，故苦以入心，有引经报使之能。咸能软坚散结，故加入咸味药是针对痰饮不化，或痰瘀互结之标证而设。此外，如若单纯补阳，则难免有走而不守，固护不住之嫌，因此在温补阳气的同时，加入少量酸涩药物，可将补入的阳气固护住，不让其再次流失。如张锡纯《医学衷中参西录》里面的名方——来复汤，该方当中重用山萸肉二两，以其酸涩之味达到固涩敛脱之功。又如导师黄永生教授在治疗心衰时，重用山萸肉120克，以其味酸，来收敛将脱之心阳。

结合表2-14，药物归经以脾、肝、心、肾诸经为主，频率分别为

19.85%、16.04%、15.39%、15.28%。其中入脾经者最多，其次为肝经，其次是心肾二经。由此可体现出黄永生教授治疗 SSS 时，注重补养中焦。脾胃为后天之本，气血生化之源。且脾胃是直接吸收药物的脏器，若脾胃衰败，不能吸收药物，即使药病对证，也没法起效。故在此以入脾经药物最多。关于归肝经药物多的问题，根据中医五行生克学说，肝五行属木，心五行属火，木能生火，肝为心之母，故虚则补其母，所以入肝经的药物较多，意在补其母以实其子。另外肝主疏泄，而现代人生活压力普遍较大，或多或少都会有肝郁倾向，故加入肝经药物，一方面可疏肝达郁，取未病先防之意；二可助阳气的升(生)发、疏达。另外归心肾两经药物频率基本相同，体现心肾同治之法。最后，在补肾药物中，有补肾阳之附子、肉桂，亦有补肾阴之地黄、枸杞，可知补肾火以助心阳，补肾水以济心阴。如此治疗，"则道不惑，而要数极"。

②用药规律的研究

结合表 2-12，将高频药物按照功效进行归类，可分成 19 类，其中使用最多的前五种类型分别为补气药、补阳药、发散风寒药、理气药、化湿药。由此体现了黄永生教授用药标本兼治的特点，同时也佐证了 SSS 本虚标实的病机特点。需要指出的是，药物虽按功效分类，但在使用该药时，并非都应用该分类的功效，如发散风寒药种的桂枝、麻黄、细辛，取其性味辛温，辛则能散，以助阳气升散，类似点完火，还得再扇风，火才能旺；其温性则与温里药为伍，以助补阳；还有清热燥湿药苦参，并非取其清热燥湿之功，而是考虑其主要成分苦参碱有减慢心率的作用，故用于心率较快的情况下来减慢心率等。

由表 2-11 可得出，黄永生教授治疗 SSS 主要的药物有黄芪、茯苓、炙甘草、桂枝、淫羊藿、大枣、丹参、附子、补骨脂、砂仁、人参、降香、酸枣仁、细辛、炙麻黄等，这正是黄永生教授在临床常用的保苓丹、丹参饮、麻附辛汤等药物组成。

黄芪：味甘，性微温；归脾、肺经。《景岳全书》曰："能补元阳，充腠理，治劳伤，长肌肉。气虚而难汗者可发，表疏而多汗者可止"，说明了黄芪以补虚固表之功为胜。黄芪广泛地被应用于心血管系统，现代药理研究表明其有抗心律失常、对缺血心肌有保护作用。黄永生教授在治疗虚性疾病，尤其以气虚为主时，往往大剂量使用黄芪，以补中气，中气充足，则宗气足。故张锡纯言其："能补气，兼能生气，善治胸中大气下陷"。《内经》云："宗气积于胸中，出喉咙，以贯心脉而行呼吸焉"，故宗气足则助心以行血气，则气血畅通。除此以外，黄芪还有利水消肿之功，阳虚气化不利，往往形成水肿，故以黄芪利水消肿，如黄永生教授常常配伍防己、玉米须增强利水之能。

茯苓：味甘、淡，性平；归心经、脾经、肾经。功能安神养神、淡渗利湿。《世补斋医书》云："茯苓一味，为治痰主药，痰之本，水也，茯苓可以行水。痰之动，湿也，茯苓又可行湿"，水、湿、痰可谓"一源三歧"，故以茯苓一味，制其三。心为火脏，主神，一身之君主。故心为病，常病神志而水饮犯之，而见心烦、失眠、心悸等，故用茯苓，一可安神平悸，二能利水。现代药理发现，茯苓多糖有增强免疫的功效，除此以外，其各种提取物具有利尿、镇静的作用。

甘草：味甘、性平，归心、肺、脾、味经。《用药传心赋》言其"为和中之国老"。《本草汇言》云甘草"和中益气，补虚解毒之药"。蜜炙后性偏温，可增加其补养心脾之气的效用。与桂枝合用，名桂枝甘草汤，专治"其人叉手自冒心，心下悸，欲得按者"的心阳虚之证。

桂枝：味辛、甘，归心、肺、膀胱经。桂枝虽为解表药，但不止于解表，作用随其配伍药的不同而改变。与解表药为伍则解表，如麻黄汤；与温里药为伍则则温里，如建中汤；与利水渗湿药配伍则化气利水，如五苓散等。古代桂枝与肉桂不分，都称作桂或者牡桂，今人视二者区别对待。肉桂能温补元阳，益阳治阴，对于沉寒痼疾，风寒外束，由寒而滞者，疗效显著。黄永生教授在应用桂枝时，如果阳虚甚，则再加入肉桂，两者同时应用，心肾之阳同温。

人参：味甘、微苦，归肺、脾、心经。功能大补元气，是救危固脱之大药。《神农本草经》中记载："主补五脏，安精神，定魂魄，止惊悸，除邪气，明目，开心益智"。其不仅能补气，还能生津止渴，补气生血，安神益智。现代药理研究显示，人参主要有效成分为人参皂苷，还富含人参多糖、人参蛋白、氨基酸、黄酮类等物质，有很强的抗氧化功效，可减慢心肌细胞的凋亡速率，可抗心律失常，逆转心肌肥大，促进微循环和降血脂等作用，能很好地预防心脑血管疾病。导师黄永生教授临床时，一般情况下应用人参，秋夏以西洋参或太子参代之，冬日则以红参代之，病情重者则用高丽参。

淫羊藿：味辛、甘，归肾、肝经。《日华子本草》云："治一切冷风劳气，补腰膝，强心力，丈夫绝阳不起，女子绝阴无子，筋骨挛急，四肢不任……"。其主要有补肾阳，祛风湿的作用。王英军等研究了淫羊藿总苷对血流动力学和心肌耗氧量的影响，结果显示淫羊藿总苷能显著增加心排量，提高心肌灌注量和心搏量，在降低心肌耗氧量的同时增加血氧利用率，改善心血管功能。黄永生教授常配伍仙茅即"二仙汤"以治疗肾之阴阳两虚所致的冠心病、更年期综合征等。

补骨脂：味辛、苦，性温，入肾、脾经。《本草备药》云："辛苦大温。入心包、命门。补相火以通君火，暖丹田，壮元阳，缩小便。治五劳七伤，腰膝冷痛，肾冷精流，肾虚泄泻。"补骨脂不仅温补肾阳，还能通心火，温补脾胃，可谓一举三得。有研究显示补骨脂素能抑制静脉内皮细胞产生止血因子，从而抑制血栓形成，预防心血管血栓疾病的发生。补骨脂常配伍淫羊藿，平补肾阳，温而不燥，保苓丹中即应用该组合。

大枣：性味甘温，归脾、胃、心经。《神农本草经》云："主治心腹邪气，安中，养脾，助十二经，平胃气，通九窍，补少气少津，身中不足，大惊，四肢重，和百药。"大枣皮红、肉黄、味甜，被称为"脾之果"，专补脾胃，益气安神，长肌肉。后天得养，人身之气血则生化无穷。

丹参：味苦，性微寒，归心经、心包经、肝经。《本草便读》云："丹参，功同四物，能祛瘀生新，善疗风而散结，性平和而走血，……丹参虽有参之名，但补血之力不足，活血之力有余，为调理血分之首药……。"有活血调经，祛瘀止痛，凉血消痈，除烦安神等作用，为治疗心血管疾病之要药。

附子：味辛、甘，性大热，归心、肾、脾经。《本草正义》言："本是辛温大热，其性善走，故为通十二经纯阳之要药，外则达皮毛而出表寒，里则达下元温痼冷，彻内彻外，凡三焦经络，诸脏诸腑，果有真寒，无不可治。"其主要成分为多种乌头碱的化合物，附子的回阳救逆、补阳助火的功效即现代医学所说的强心、抗心律失常、扩血管、增强肾上腺皮质系统的作用；而祛寒作用可认为是提高免疫系统功能、镇痛、提高血氧等功效。应用得当，常有起死回生之效，故被称为"回阳救逆第一品药"。黄永生教授善用附子治疗心脏疾患，考虑一方面，心为君火；另一方面，东北天寒地冻，故人阳虚较多。对于阳虚较甚的患者，往往重剂起沉疴。

砂仁：辛温，归脾经、胃经、肾经。其气味辛香走窜，能醒脾化湿，温中止泻，理气安胎。《药性论》云："主冷气腹痛，止休息气痢，劳损，消化水谷，温暖脾胃。"其主要含有挥发油成分，对消化系统有良好的促进作用。能促进消化液的分泌，增加胃肠蠕动，提高胃肠的消化功能。

降香：辛温，归肝、脾经。有化瘀止血，理气止痛的作用。《本草经疏》云："降真香，香中之清烈者也，故能辟一切恶气……。"现代药理研究显示，其主要成分是挥发油和黄酮类，能镇静、镇痛，提高冠脉灌注量和抗血栓形成、抗血小板聚集等。

酸枣仁：味甘、酸，性平，归心、肝、胆经。《名医别录》云："主治烦心不得眠，脐上下痛，血转，久泄，虚汗，烦渴，补中，益肝气，坚筋骨，助阴气。"杜晨晖等研究发现，酸枣仁皂苷具有显著的安神镇静、抗焦虑抑郁、抗癌和保护心肌的作用。心主神，肝藏魂，心肝血虚，则神魂无所依附，故六神无主，魂飞梦绕，出现焦虑、心烦、失眠等症，而酸枣仁为心肝血虚之要药，心血得充，肝血得藏，神魂有所居处，故诸症自除。

细辛：味辛温，归肺、肾、心经。《名医别录》云："主温中，下气，破痰，利水道，开胸中，除喉痹，鼻风痫，癫疾……"其所含的消旋去甲乌药碱具有强心、扩血管、松弛平滑肌、增强脂代谢的作用。细辛不仅温里寒，还能散外寒，为少阴经之引经药。

麻黄：味辛、微苦，性温，归肺、膀胱经。功能发汗解表，宣肺平喘，利水消肿。其主要成分为麻黄素，能有效缓解支气管平滑肌痉挛、兴奋心脏、收缩血管、升压，对中枢神经系统有显著的兴奋作用。与细辛相伍以散在表之寒，与附子相须为用，既散在表之寒，也温在里之寒。

（6）药物规则分析

在支持度为65，置信度为0.8的情况下，分析出常用药物模式72条共9味药（表2-15，图2-4）：黄芪、桂枝、茯苓、大枣、甘草、附子、淫羊藿、补骨脂、丹参，共奏温补心肾，健脾益气，化痰散瘀的作用。黄永生教授治疗SSS常用的药物模式有：黄芪-桂枝-茯苓、淫羊藿-补骨脂、桂枝-附子和黄芪-桂枝-甘草。

黄芪-桂枝-茯苓：黄永生教授治疗心阳虚、水气凌心的常用组合，黄芪补胸中大气，兼补中焦，宗气足以贯心脉，推动血脉得以运行；桂枝入心经以助心阳，有拨云见日之功；茯苓淡渗利湿，祛其在标之水饮，安神止悸，亦能健脾利湿，从根本治疗。三药配合使用，可起到益气温阳化水的作用。全国著名中医专家焦树德在治疗水肿时，常用这三味药，特别是心脏性水肿。

淫羊藿-补骨脂：《本草备药》云补骨脂："辛苦大温。入心包、命门。补相火以通君火，暖丹田，壮元阳，缩小便。"助肾火以通心火，心肾二火同补。淫羊藿为补肾阳之要药，二者同用，补肾阳，通心阳，命火生则君火旺。

桂枝-附子：两药均为少阴经药，一以入心，一以入肾。桂枝温心阳而通血脉，使温而不壅；附子气雄性悍，走而不守，为"回阳救逆第一品药"。二药同用，直取其本。

黄芪-桂枝-甘草：此药对出自[明]医家魏直《痘疹博爱心鉴》中的保元汤，其药物组成有人参、黄芪、肉桂、甘草。主治虚损劳怯，元气不

足。最初用于治疗小儿气血不足，阳虚内陷，日久难收之痘疮，黄永生教授在此用于心肾阳虚，元阳虚损所致的病窦综合征，体现出异病同治的中医思想。

(7)层次聚类药物新方分析

应用层次聚类分析得出3组核心药物组合(表2-18，图2-5)，结合黄永生教授临床经验，对其中3个组合进行分析。

苍术、巴戟天、干姜：苍术，其性味辛，具有发散之性，既能燥湿又可散湿，合干姜，建中阳化痰饮，燥湿健脾；巴戟天补肾助阳，又能祛风除湿。病痰饮者，则以温药除，三药合用除湿化痰之力甚强。

首乌藤、附子、磁石：附子虽为温阳之药，但伍以磁石，则从温阳转为潜阳。心烦、失眠，多因火因热所致而阳不入阴，故用附子合磁石引火归元，使上浮之火得以潜藏；首乌藤(夜交藤)，其藤昼分而夜交，故取象比类，取其由阳入阴之象，合附子、磁石以养心安神。黄永生教授临床常加入酸枣仁，既补心肝之体，心肝血充，神魂自安，又制心肝之用，温潜重镇，安神之功益彰。

丹参、大枣、降香、三七：此组合可视为出自名方丹参饮。丹参、降香(檀香)、砂仁，黄永生教授常用于治疗血行不畅、气滞血瘀之证，

如心胸间、胃脘间之瘀滞，常获良效。再加上三七，化瘀止血，活血定痛，有止血而不留瘀，化瘀而不伤正的特点，除此外还有补虚强壮的作用。大枣补中气而生新血，瘀血去而新血生，又有防止活血太过反伤其正的作用。

应用层次聚类分析得出 2 个新方组合（表 2-19，图 2-6），结合黄永生教授临床经验，对新处方进行分析。

处方 1：苍术、巴戟天、干姜、丹参、砂仁、降香。从药物组成来看，该方主要功效是行气活血，燥湿化痰。由此可知，该方主要针对病窦综合征的标证而设，痰瘀得除，气血得通。

处方 2：蝉蜕、附子、细辛、酸枣仁、首乌藤、磁石。附子、细辛可视为为半个麻附辛汤，温少阴在里之阳，散在外之寒，心肾之阳同补；酸枣仁、首乌藤与蝉蜕、磁石为伍，共奏养心安神、凉肝息风、镇静安神之功，主明则下安，神明安，则十二脏腑皆安。

根据方剂配伍原则和药物特点来看，挖掘出的新药组合和新处方有一定可取之处，故可在今后的临床实践中辨证应用。

综上所述，通过中医传承辅助系统挖掘分析，可较清楚地得出黄永生教授治疗 SSS 的用药规律，即从温阳散寒、活血化瘀、化痰散结、行气疏肝等方面入手，达到治疗该病的目的，为临床提供新思路。

4. 典型验案

例 1：鲍××，男，52 岁，就诊日期：2020 年 6 月 23 日。

主诉：反复胸闷气短 2 月。

现病史：胸闷气短，时心悸，乏力，口苦，心烦，善太息，腰凉疼，怕冷，胃部不适，纳可，眠差，二便可，舌边尖红体淡青，边有齿痕，苔薄浊，脉沉弦细。

既往史：既往身体健康状况良好。

辅助检查：24 h 动态心电示：多发房性期前收缩，部分成对出现，部分呈二联律；短阵性房性心动过速。心电图示：房性期前收缩，Ⅱ、Ⅲ、aVF ST 段斜行下移。

诊断：中医诊断：心悸病(气虚血瘀证)。

西医诊断：冠心病心律失常。

治疗原则：益气活血，安神止悸。

处方：丹参 30 g，砂仁 10 g，降香 10 g，白附子 10 g，水蛭 15 g，蝉蜕 10 g，僵蚕 10 g，百合 50 g，合欢 15 g，紫石英 30 g$^{(先煎)}$，九节菖蒲 40 g，磁石 30 g$^{(先煎)}$，桂枝 10 g，炙甘草 10 g，生晒参 15 g$^{(单煎兑服)}$，黄芪 60 g，茯苓 15 g，大枣 10 g，枳壳 10 g，青皮 10 g，炒酸枣仁 50 g，夜交藤 30 g。10 付水煎服。

二诊：2020 年 7 月 9 日。服药后诸症好转。现胸闷气短，时心悸，乏力，心烦，口苦，稍太息，腰凉稍痛，怕冷，胃部不适，纳可，眠差，大便次数多，小便可，舌边尖红体青紫瘀暗，边有齿痕，苔薄，脉沉弦细。

处方：上方加川芎 15 g，石韦 30 g，石菖蒲 15 g，上方去大枣，节菖蒲。10 付水煎服。

三诊：2020 年 7 月 24 日。现稍胸闷气短，偶心悸，口苦，偶太息，腰凉痛，稍怕冷，胃部稍不适，纳可，眠差，小便频，大便稀，舌尖红体青紫瘀暗，边有齿痕，苔根部薄浊，脉沉弦细。

处方：上方去川芎、石韦。10 付水煎服。

按语：该患者久病气虚，气虚日久血运失常，渐至血瘀，气血失和，心脉失养，发为心悸。方中丹参、砂仁、降香、水蛭、蝉蜕和僵蚕组成丹蛭饮，有活血化瘀通络、行气止痛之功效。百合镇静汤由百合、合欢皮、紫石英、磁石、九节菖蒲、白附子、炒酸枣仁和夜交藤等组成，具有养阴止悸、重镇安神之功。人参、黄芪益气补虚，桂枝温通心阳，与炙甘草配伍具有温心阳而止惊悸的功效，大枣补益脾胃、益气养血，茯苓安神止悸，枳壳、青皮以行气止痛，川芎、石韦活血止悸。

例2： 杨××，男，26岁，就诊日期：2017年5月17日。

主诉：反复胸痛、气短1年余，加重2个月伴乏力。

现病史：患者自诉上症，现：胸闷，胸痛，气短，心慌，心悸易惊，乏力，口干，心烦，太息，手足心热，膝以下凉，小腹凉，腰痛，胃痛，胃胀，反酸，烧心，偶打嗝，汗多，时头晕，纳可，眠差易惊醒，大便每日3次，小便可，舌边尖红，体青紫淤暗，有齿痕，苔薄浊，脉沉弦细微数。

既往史：吸烟史11年，饮酒史10年。

辅助检查：心界不大，心律72次/min，律齐，血压：120/70 mmHg。心电图示：窦性心律，V3、V4 ST段略提高。动态心电图示：心搏次数：40 382次/2 4h，电轴右偏，偶发房性期前收缩，Ⅲ、aVF导联T波低平。血生化检查：肝功能：胆碱酯酶16 027 U/L，血脂：甘油三酯3.44 nmol/L、低密度脂蛋白胆固醇3.54 nmol/L，肾功能、血糖均正常。

诊断：中医诊断：心悸(气阴两虚挟瘀，寒热错杂证)。

西医诊断：冠心病，心律失常、频发性室性早搏。

治疗原则：益气活血，养阴止悸。

处方：生地黄 30 g，熟地黄 30 g，山茱萸 30 g，山药 30 g，枸杞子 30 g，枳壳 10 g，青皮 10 g，茯苓 15 g，百合 50 g，合欢 15 g，紫石英 30 g^(先煎)，磁石 30 g^(先煎)，节菖蒲 30 g，丹参 30 g，砂仁 10 g，檀香 5 g，川芎 10 g，石韦 15 g，炒酸枣仁 30 g，夜交藤 30 g，三七 6 g。10 付水煎服。

二诊：患者胸闷、气短消失，心烦、太息减轻；胃痛、胃胀和反酸消失。仍时胸痛，偶心慌，心悸易惊，乏力，稍口干，手心热，膝以下凉，小腹凉，腰酸痛，烧心，偶打嗝，自汗，时后头部疼痛，头晕，纳可，眠好转，大便 3 次/d，小便可，舌边尖红，体青紫瘀暗，有瘀斑，苔薄浊，脉沉弦细。

处方：百合 50 g，合欢 15 g，紫石英 30 g^(先煎)，磁石 30 g^(先煎)，丹参 30 g，砂仁 10 g，檀香 5 g，川芎 15 g，石韦 30 g，炒酸枣仁 30 g，夜交藤 30 g，三七 6 g，石菖蒲 15 g，郁金 10 g。10 付水煎服。

三诊：该患者口干、心烦、太息和腰酸痛减轻；打嗝、头痛消失。仍时胸闷痛，偶心慌，偶心悸，易惊，乏力，手心热，膝盖凉，稍小腹凉，烧心，反酸，胃痛，时烘热汗出，自汗，头晕，纳可，眠好转，大便 3~4 次/d，小便可，舌边尖红，体青紫瘀暗，有瘀斑，苔薄浊，脉沉弦细。

处方：百合 50 g，合欢 15 g，紫石英 30 g^(先煎)，磁石 30 g^(先煎)，丹参 30 g，砂仁 10 g，檀香 5 g，川芎 15 g，石韦 30 g，炒酸枣仁 30 g，夜交藤 30 g，三七 6 g，石菖蒲 15 g，郁金 10 g。10 付水煎服。

按语：该患者久病气虚，气虚日久血运失常，渐至血瘀，气血失和，心脉失养，发为心悸。方中丹参、砂仁、降香、水蛭、蝉蜕、僵蚕组成丹蛭饮，有活血化瘀通络，行气止痛之功效。百合镇静汤由百合、合欢皮、紫石英、磁石、九节菖蒲、白附子、炒酸枣仁、夜交藤等组成，具有养阴止悸，重镇安神之功。人参、黄芪益气补虚和桂枝温通心阳，与炙甘草配伍具有温心阳而止惊悸的功效，大枣补益脾胃、益气养血，茯苓安神止悸，枳壳、青皮以行气止痛，川芎、石韦活血止悸。

中医治疗讲究治病必求于本，该病的发生因先后天各种因素所致，脾为后天之本，肾为先天之本，脾肾之气不足，心脉鼓动无力，血行不畅，造成气虚血瘀。生活上饮食不节，嗜食咸味，过咸伤肾，损伤肾阴，不能上济于心，心失濡养，故心悸。本病治疗应补脾益肾、养阴止悸安神为主，结合益气活血之品，病证相合，标本兼顾。故方中山茱萸、山药和枸杞子添肾精，生地黄、熟地黄滋肾阴，茯苓、砂仁、枳壳、青皮健脾益气，百合、合欢、紫石英、磁石和节菖蒲潜阳安神，丹参、檀香、川芎、石韦和三七行气活血利湿，夜交藤、炒酸枣仁养心安神。全方寒热通调，结合益气养阴之品，使得阴阳平和，心神得养，共凑止悸之效。

例3：方某，男，61岁，就诊日期：2008年12月9日。

主诉：反复心悸和胸闷3年，加重2周。

现病史：患者3年前无明显诱因出现心悸、胸闷，曾于吉林大学第一医院查心电图示：窦性心动过缓，心率45次/min，并建议安装起搏器，患者拒绝安装，要求采取保守治疗，曾间断口服阿托品，近1个月未服用药物，病程中未发生晕厥。2周前因劳累心悸、胸闷加重，为求中医药治疗来诊。现症：心悸、胸闷、畏寒、气短、乏力和头晕夜间甚，舌淡黯苔白，脉沉迟。

辅助检查：查心电图示：窦性心动过缓，心率 42 次/min，Ⅱ、Ⅲ和 aVF 导联 T 波倒置。24 h 动态心电示：总心搏数 62 350 次，平均心率 43 次/min，最慢心率 38 次/min，最快心率 92 次/min。

诊断：中医诊断：心悸（心肾阳虚）。

西医诊断：心律失常、窦性心动过缓。

治则：补肾益心，温阳通脉。

处方：麻黄附子细辛汤合保苓丹加减。

炙麻黄 7.5 g，制附子 15 g$^{(先煎)}$，细辛 5 g，干姜 10 g，仙灵脾 15 g，补骨脂 15 g，桂枝 7.5 g，人参 15 g，黄芪 30 g，茯苓 15 g，炙甘草 10 g，大枣 8 枚，当归 15 g。6 付水煎服。

二诊：心悸、胸闷明显减轻，气短、乏力、头晕和畏寒改善，心率 50 次/min。

处方：制附子加至 20 g（先煎 40 min），余药不变，6 付水煎服。

三诊：心悸、胸闷消失，畏寒、头晕和乏力明显改善，复查心电图示：窦性心动过缓，心率 53 次/min，Ⅱ、Ⅲ 和 aVF 导联 T 波低平，24 h 动态心电示：总心搏数 73 128 次，平均心率 51 次/min，最慢心率 43 次/min，最快心率 99 次/min。

处方：上方 6 付水煎服。随访 1 年，未再复发。

按语：窦性心动过缓是临床上常见的缓慢性心律失常之一，它以成人心室率低于 60 次/min 为特征。临床表现为不同程度的心悸、气短、乏力、胸闷和头晕，可伴有畏寒肢冷，严重者出现反复晕厥史、心源性休克、猝死等。本病常见于健康的成年人、运动员与睡眠状态，其他原因包括颅内疾患、严重缺氧、低温、甲状腺功能减退和阻塞性黄疸，以及应用拟胆碱药物、胺碘酮、β受体阻滞剂、非二氢吡啶类的钙通道阻滞剂或洋地黄等药物。现代医学对本病的病因研究较明确，但治疗上无显著突破，仍然依靠阿托品、氨茶碱和异丙肾上腺素等，其虽能提升心室率，但大量临床资料表明：这些药物在纠正原有心律失常的同时，又会诱发新的心律失常，不能长期服用。安装起搏器作为一种重要的治疗手段，在消除症状，预防心源性猝死，改善生活质量方面的作用是肯定的，但需长期服用抗栓药物以及远期疗效尚存在疑虑，同时由于经济、技术等原因其临床应用受到限制。

本病中医属"迟脉证""心悸""寒厥"等范畴。黄老认为本病的发生多因先天禀赋不足或后天饮食不节、情志不遂及外感邪毒、年老体弱、劳逸失度等，致脾肾阳虚，命火不足，相火不发，心脉失于温养，鼓动无力，心血不能充养五脏六腑及四肢百骸而成。若心阳失于温养，则下焦阴水上逆，可见心悸。病久因气虚血行不畅而致瘀，阳虚津液不化而成痰，故病人在脾肾阳虚的基础上，可出现挟痰挟瘀之象。方中以制附子为君，温少阴之经，内固元阳以解里寒，使命门火旺，则五脏六腑得到温煦推动。现代药理研究表明附子有兴奋窦房结增加心率的作用。仙灵脾、补骨脂助君药补养脾肾之阳；细辛辛温香窜，助附子、麻黄解里寒散外寒；茯苓补脾益胃，利水渗湿，宁心安神；桂枝行里达表，温胸阳，通血脉，共为臣药。且桂枝合甘草温养心阳，心阳振奋，水气得利，心悸自止，即所谓"离照当空，阴霾自散"之意。人参、黄芪和甘草补益中气；当归性温，能养血活血以祛瘀，扶阳益气以充达周身，共为佐药。使以大枣调和诸药，且与茯苓合用安肾气，培中土。诸药合和，共达补肾益心、温阳通脉之功，使五脏六腑及四肢百骸皆得所养而诸症自平。

> **例 4**：陈××，女，42 岁，就诊日期：2007 年 5 月 11 日。

主诉：反复心悸 2 年，加重 1 个月。

现病史：患者 2 年前因劳累后出现心悸，经休息可缓解，未予诊治。1 个月前因工作较忙，心悸频繁发作，于吉林省人民医院查 24 h 动态心电示：频发室性早搏(19 727 次/24 h)，室早二联律(627 次/24 h)，室早三联律(409 次/24 h)，诊断为心律失常、频发室性早搏，部分呈二、三联律，给予慢心律口服后，症状略有好转，停药后病情反复，近期病情加重，为求中医药治疗来诊。现症：心悸，胸闷，口干，盗汗，心烦易怒，善太息，腰膝酸软，寐差多梦，食纳不香，二便调，舌红暗，苔薄白，脉沉弦涩结代。

诊断：中医诊断：心悸(阴虚气滞挟瘀)。

西医诊断：心律失常、频发室性早搏，部分呈二、三联律。

治则：养阴疏肝，安神止悸。

处方：生地 30 g，熟地 30 g，山萸肉 30 g，枸杞子 30 g，山药 30 g，枳壳 10 g，青皮 10 g，茯苓 10 g，百合 50 g，合欢 15 g，紫石英 15 g(先煎)，节菖蒲 20 g，磁石 30 g(先煎)，炒枣仁 30 g，夜交藤 30 g。6 付水煎服。

二诊：诸症大减，精神明显好转，心悸、胸闷减轻，自觉早搏减少，每分钟偶见 1 次，夜寐安静，饮食增进，二便正常，舌红暗，苔薄白，脉沉弦。

处方：守原方加丹参 15 g，砂仁 10 g，降香 10 g。10 付水煎服。

三诊：心悸完全消除，早搏平息，心电图已恢复正常，复查24 h动态心电示：偶发室性早搏(378次/24 h)，未见联律。

处方：嘱继服上方3剂以巩固疗效，随访1年，未再复发。

按语：室性早搏是临床常见的心血管疾病，迄今为止还没有理想的治疗药物。许多抗心律失常西药在不断增加剂量的同时，却致严重的心律失常，增加了药物的危险性，西医束手无策。黄老经过多年的临床摸索，应用中药治疗该病取得了很好的疗效，其治疗是在阴虚气滞、阳虚气滞、寒热错杂的证候平台上，以病证结合为原则，分别应用心悸宁1号(百合、合欢、紫石英、节菖蒲和磁石)、心悸宁2号(白附子、蝉蜕和僵蚕)加减化裁，应用于临床，为众多患者解除了病痛。本病例属阴虚气滞候，本方以左归饮加枳壳、青皮养阴疏肝，百合、合欢、紫石英、节菖蒲、磁石、炒枣仁和夜交藤安神止悸。方药组成正如《素问·至真要大论》所云："甘以缓之，辛以散之，酸以收之"。全方共奏滋肾疏肝，调整全身之根本而达到止悸的目的，其实质是调整肝肾以治心。

例5：张××，女，51岁，就诊日期：2007年7月12日。

主诉：反复心悸3年，加重3/d。

现病史：患者3年前因情绪激动出现心悸，数分钟后自然缓解，此后有多次类似发病，但时间逐渐延长达2 h以上。后因工作劳累而心悸频作，不能自止，未予系统诊治。3d前无明显诱因上症加重，于区级医院查24 h动态心电示：频发室性早搏(17 632次/24 h)，室早二联律(768次/24 h)，室早三联律(328次/24 h)，为求中医药治疗来诊。现症：心悸，不能自止，胸闷背痛，气短乏力，口干、心烦和足冷，纳可，寐差，二便正常，舌淡隐青，苔薄白，脉结代。

诊断：中医诊断：心悸(气虚气滞、寒热错杂证)。

西医诊断：心律失常、频发室性早搏，部分呈二、三联律。

治则：益气疏肝，辛开苦降，安神止悸。

处方：当归 15 g，知母 10 g，黄柏 10 g，仙灵脾 15 g，巴戟天 10 g，黄芪 30 g，白术 15 g，砂仁 10 g，清夏 10 g，枳壳 10 g，青皮 10 g，白附子 10 g，蝉蜕 10 g，僵蚕 10 g，6 付水煎服。

二诊：结代脉显著减少，心悸、胸闷缓解，乏力、口干、心烦和足冷减轻，纳可，寐佳，二便正常，舌淡隐青，苔薄白，脉沉缓结代。

处方：上方，10 付水煎服。

三诊：心悸、胸闷消失，精神、饮食、睡眠正常，舌淡红，苔薄白，脉沉缓有力。复查 24 h 动态心电示：偶发室性早搏(156 次/24 h)，随访 1 年，未再复发。

按语：此患者因先天或后天诸多因素，致肾阳命火不足，心脉失于温养，鼓动无力，血流不畅，以致心无所依，神无所归，心悸乃发，病久因气虚血行不畅而致瘀，气虚津不正化而成痰，故病人在脾肾气虚的基础上，可见挟痰挟瘀之象。其本在脾肾气虚，肾阳失煦，治疗以补益脾肾，温运阳气，使少火生气为基础，结合益气温阳通脉止悸之品，病证结合，标本兼顾，疾病得愈。方中仙灵脾、巴戟天补益脾肾之阳，肾阳充则五脏之阳得生。黄芪、白术和当归补益中气以固本；枳壳、青皮理气行滞而止痛；砂仁、清夏醒脾开胃，具有辛开之效；知母、黄柏苦寒而降，引阳归阴，是为反佐法；白附子通血脉，缓心痛，调节心律，《别录》言其"主治心痛心痹"，与僵蚕、蝉蜕缓急止悸，三药合用则"阴中之清阳既达，裹缠之秽浊自消"。全方阴阳合治，寒热共调，心悸自止。

第三章　心　衰

1. 先生阐述

1.1　病因病机

心衰为心功能不全，临床上该类患者主要表现为心悸、喘促、尿少、肢体浮肿等，病情较为复杂，发展到后期，该病的病机主以心肾阳虚，肺肝血瘀为主，故在治疗上应以温阳潜阳为主，而活血化瘀之法贯穿整个疾病的进程。药物治疗上中药首推制附子，但制附子的量必须根据患者的病情和该药的毒性斟酌使用。

心衰又称为心力衰竭，是由于任何心脏结构或功能异常导致心室充盈或射血能力受损所致的一组复杂临床综合征，是大多数器质性心脏病的常见并发症及最终归宿。临床表现常以呼吸困难、乏力和体液潴留等为特征，是临床上常见的一种心脏疾病。中医认为，心衰是由不同病因引起的心脉气力衰竭、心体受损、心动无力及血流不畅，逐渐引起诸脏腑功能失调，进而出现心悸、喘促、尿少和浮肿等症状。心衰病位在心，但与肺、脾、肝和肾均有密切联系。本病属本虚标实。心衰的病机关键是心肾阳虚，肺肝血瘀。治法上根据"急则治其标，缓则治其本"的原则。

我的老师黄永生教授，首届全国名中医，全国第三、四、五、六批老中医药专家学术经验继承指导教师，老师临床五十余载，特别善于应用中医中药抢救急危重症，而心水病则是黄永生教授十分擅长诊治的疾病之一。

黄老诊治心水病，秉承了已故国医大师任继学先生的学术理念。任继学先生曾经领导全体长春中医药大学附属医院中医内科教研室骨干教师，系统梳理了古代文献，结合教研室老先生们的临证经验，创造性地将中医心水病与现代医学的急、慢性心力衰竭联系了起来。总结出该病的主要三个病理因素为阳虚、血瘀、水结，黄老进一步总结出心水病的核心病机关键是心肾阳虚、肺肝血瘀。并认为心衰之疾患，是体与用俱病，治当以益气温阳、化瘀利水。虽病位在心，而与五脏均相互关联。

病机上源于五脏，具体为源于心者，久患心脏之疾，如心悸、心痹、心痛、冠心病、心肌病及先天性心脏病等，导致心气内虚，日久心体肿胀。若再遇外邪侵袭，或情绪刺激，或因过劳，进一步损伤心体，侵蚀心阳，心阳不振，心力乏竭，不能鼓动血液运行，使瘀血阻滞，心脉不通。一则脏腑、肌腠缺血而失养，二则迫使血中水津外渗，进而出现脏腑功能失调，水饮凌心射肺或停积局部及水湿泛溢肌肤之证候群，发为心衰。

源于肺，肺失宣肃之力，则呼吸困难；肺失治节之功，血行不畅而为瘀，则口唇青紫；肺失通调之能，水津内结，则尿少浮肿。久患肺心同病，损伤肺体，因肺朝百脉，肺伤则不能助心主治节，致使血行不畅，心血瘀阻不通，日久心力乏竭，心体受损，发为心衰。

源于肝，久患肝脏之疾，或暴怒伤肝，导致肝失疏泄之机、条达之性，肝所藏之血不能施泄于外，血结于内，心气内乏，鼓动无力，血循不畅，瘀阻于心，引发诸脏因缺血而功能失常或血中水津外泄而致浮肿、喘咳等证候，发为心衰。

源于肾，久患肾脏之疾，日久不复，则肾体受损，肾阳受伤，命火不足，不能蒸精化液生髓，髓少不能生血，血虚不能上奉于心，心体失养；心阳亏乏，心气内脱，心动无力，则血行不畅，瘀结于心，导致心体胀大，发为心衰。

源于脾，久患脾胃之疾，或思虑过度，或饮食不节，致使中气虚衰，气血生化不足，不能奉养心主，心气内乏，鼓动无力，血瘀在心，日久心体胀大；或津血不足，心体失养，体用俱损，也可发为心衰。

病象上，临床表现为口唇、爪甲青紫，坐位呼吸，颜面及下肢浮肿，舌体胖大，舌质青紫，脉疾数，或促、结、代，或雀啄、屋漏、虾游等。

1.2 辨证分型

辨证上，主要辨别急性与慢性，具体分为：

(1)辨诱因：外感可有发热、咳嗽、咯黄痰，询问病史可有感染、劳累、情绪激动和输液过多过快等诱因。

(2)辨原发病证：①心痹：常先有肢体痹证之病史，两颧潮红，心脏听诊可闻及典型杂音，心脏彩超示：心脏瓣膜狭窄或（兼）关闭不全；②胸痹心痛：多发于中老年人，以心痛为主症，多呈闷痛，心电图示心肌缺血；③心动悸（心肌炎）：青少年多发，发病前多有急性喉痹或泄泻史，化验心肌酶增高，病毒抗体阳性；④高血压性心脏病：常伴头晕，头痛，血压升高。

（3）辨标本虚实：

①本虚：有气虚、阳损、阴伤或气阴两虚，或阴阳俱损之分。气虚者，多为心衰之初期，症见气短，乏力，活动后心悸加重。阳损者，在气虚证的基础上见畏寒，肢冷，面色青灰，下肢浮肿，多为心衰之中期表现。阴伤者，可见形体消瘦，两颧暗红，口干，手足心热，心烦等。气阴两虚者为气虚证与阴伤证并见，多见于心肌炎之心衰。阴阳俱损为阴伤与阳损并见，为心衰之重证。

②标实：为气滞、血瘀和水结。气滞者，症见胸闷，胁腹胀满，脘胀纳呆；血瘀者，症见面色晦黯，口唇、爪甲及舌质青紫，脉促、结、代，或涩；水结者，症见面浮肢肿，呕恶脘痞，喘悸难卧，舌体胖大，边有齿痕。

1.3 治疗原则

《难经·十四难》说："损其心者，调其营卫。"《素问·调经论》说："病在脉调之血，病在血调之络。"心衰之疾，为体用俱病，阳衰气弱、血瘀水结为病机核心，发时为危，为重，缓时无危及生命之征。故其治则为急则治其标，缓则治其本。治标，调其营卫，祛邪为务；治本，益气温阳为主，兼阴虚者应养阴。基本治法为益气温阳、化瘀利水。

1.4 分证论治

(1)气阴两虚证

主症：心急气喘，动则加重，甚则倚息不得卧，疲乏无力，头晕，自汗盗汗。

兼次症：两颧发红，五心烦热，口干咽燥，失眠多梦。

舌象：舌红，少苔。

脉象：脉细数，或沉细。

治法：益气养阴。

方药：生脉散。

加减：①阴阳两虚，症见畏寒、肢冷者可用炙甘草汤加减；②气虚重者加黄芪；③浮肿者加泽泻、车前子和白术；④腹胀者加厚朴、大腹皮、莱菔子和砂仁。

(2)阳虚水泛证

主症：心悸气喘，畏寒肢冷，腰酸，尿少浮肿。

兼次症：腹部膨胀，纳少脘闷，恶心欲吐。

舌象：舌体淡胖有齿痕。

脉象：脉沉细，或结代。

治法：温阳利水。

方药：真武汤加减。

加减：①喘促甚者加葶苈子、桑白皮和地龙；②伴腹水者可合用《千金》鲤鱼汤：鲤鱼 1 尾（四两重），紫皮蒜 3 头，胡椒 10 g，绿茶 20 g，商陆 20 g，葶苈子 50 g，大枣 3 枚；③腹胀者加大腹皮、莱菔子和厚朴；④恶心呕吐者加生姜汁、半夏和旋覆花。

（3）气虚血瘀证

主症：心悸气短，活动后加重，左胸憋闷或疼痛，夜间痛甚。

兼次症：两颧潮红，口唇青紫，胁下癥块。

舌象：舌紫黯，苔薄白。

脉象：脉沉涩，或结代。

治法：益气化瘀。

方药：补阳还五汤。

加减：①水肿较重者，可合用五苓散；②心痛甚者加瓜蒌、薤白和郁金，或合用芳香化瘀类药物，如速效救心丸、心可舒、银杏叶片等。

（4）阳衰气脱证

主症：喘悸不休，烦躁不安，汗出如雨或如油，四肢厥冷。

兼次症：尿少浮肿，面色苍白。

舌象：舌淡苔白。

脉象：脉微细欲绝，或疾数无力。

治法：回阳救逆，益气固脱。

方药：急救回阳汤。

加减：①阴竭阳绝，兼舌干而萎，口渴者，可改用阴阳两救汤：熟地、附子、人参、菟丝子、枸杞子、茯神、远志、炮姜和紫河车；②病情转安后，可用生脉散调治。

黄老认为在心水病的临床辨治中，上述证型可以兼见，结合多年经验及心水病病机特点，先生常以温潜方（救心汤）加减治疗。我的师弟樊春晖应用中药与证型复杂网络分析方法，讨论总结了老师的用药特点，现总结如下。

通过对180例患者进行复杂网络分析，筛选出证型出现频次>30次的3种证型与所对应的中药之间的复杂网络分析得出：黄永生教授治疗慢性心衰之气虚血瘀兼阳虚证主要药物为：丹参、砂仁、檀香、水蛭、僵蚕、蝉蜕、制附子、干姜、炙甘草、三七、山茱萸、降香、高丽参、麝香、黄芪、白术、苍术、磁石、生龙骨、生牡蛎、炒酸枣仁、桂枝和紫石英。治疗气虚血瘀兼阳虚水饮证时主要药物为：丹参、砂仁、檀香、降香、水蛭、僵蚕、蝉蜕、制附子、干姜、炙甘草、桂枝、麝香、木香、黄芪、白术、苍术、生龙骨、生牡蛎、山茱萸、炒酸枣仁、磁石、高丽参、汉防己、商陆、大黄、玉米须和黑丑。治疗气虚血瘀兼阴阳两虚证主要药物为：丹参、砂仁、降香、桂枝、制附子、高丽参、炒酸枣仁、三七、水蛭、僵蚕、蝉蜕、生牡蛎、黄芪、紫石英、干姜、磁石、炙甘草、山茱萸和生龙骨。

以上三种证型均以气虚血瘀兼阳虚为基础，在此基础上变化而又有其他兼证。黄永生教授认为心衰各证候之间可以相互转化，气虚可以发展成为阳虚或者兼阴虚；气阴两虚可以加重，转化为阴阳两虚或者阳衰气脱，本虚兼标实而能够见气虚血瘀或者阳虚水泛。

对以上证型及药物进行分析，黄永生教授治疗慢性心衰时气滞血瘀者多用丹参、砂仁、檀香、降香、木香、水蛭、蝉蜕、僵蚕、三七、莪术和麝香以行气血止痛。其以丹参饮化裁而来，更加水蛭、蝉蜕、僵蚕和麝香之动物类药，血肉有情之品，发挥着祛瘀消癥、活血通络和止痉止痛的作用，可迅速扩张冠状动脉，改善心肌缺血，降低心肌耗氧量，明显缓解拘挛而止痛，在心血管疾病治疗中发挥重要作用。治疗阳虚欲脱及阴阳俱损者用制附子、干姜、炙甘草、桂枝、龙骨、牡蛎、磁石、紫石英、山茱萸、炒酸枣仁和高丽参以温补心肾之阳，回阳救逆，潜镇浮阳。以制附子、干姜和桂枝等药上通心阳从而起到强心的作用，中暖脾胃以生气，下以壮肾命而补火，使元阳得复，用矿石质重之药潜镇浮阳，配伍酸涩之山茱萸、炒酸枣仁及补元气之高丽参，将欲脱之元气镇安奠定于下。治疗水肿时，除了恢复阳气蒸腾气化作用外，常用汉防己、大黄、玉米须和商陆等以峻下水液，以期达到急则治其标的目的。黄永生教授治疗心衰时也注重保护脾胃之气，有胃气则生，无胃气则死，在治疗疾病时先审查脾胃，予以保护，常以自拟芪术饮加以顾护。黄芪能补脾肺之气，又具有养血的功效，通过补气助生血，气行则血行。白术为补气健脾的要药，张锡纯谓其"善健脾胃，消痰水，又善补肺，又善补肾，具有五行中土的作用，是滋养后天之本的药物，还能兼顾其他四脏，皆能够起到补益的作用"。因此，黄永生教授认为在治疗心衰时顾护脾胃之气是必须遵循的方法。

黄老自拟温潜方(救心汤)治疗心力衰竭方剂如下(下举临床实例)：制附子30 g$^{(先煎)}$，干姜15 g，炙甘草15 g，山萸肉120 g，桂枝10 g，炒枣仁30 g，生龙牡各30 g$^{(先煎)}$，磁石30 g$^{(先煎)}$，紫石英30 g$^{(先煎)}$，丹参30 g，砂仁10 g$^{(后下)}$，降香10 g，大黄15 g$^{(后下)}$，黑丑15 g，商陆15 g，木香10 g$^{(后下)}$，高丽参10 g$^{(单煎)}$，麝香0.5 g$^{(冲服)}$。

本方源于《伤寒论》四逆汤类方、四逆汤衍生方参附龙牡救逆汤及张锡纯来复汤，全方重用制附子、山萸肉。方中四逆汤为中医学温阳救逆基本方，临床应用千年，救治心衰，疗效卓著。心衰病人，病情错综复杂，不但阳气衰微，而且阴液内竭，故加人参(高丽参)，成为四逆加人参汤，以大补元气，滋阴和阳，益气生津，使本方更臻完善。但用于救治心衰垂危重症仍然生死参半。细究其因，不外两点：第一，历代用伤寒方，剂量过轻，主药附子，仅 10 g 左右。考《伤寒论》四逆汤原方，用生附子 1 枚，按考古已有定论的汉代度量衡折算，附子 1 枚，约合今之 20 g，假定生附子之毒性与药效为制附子之两倍以上，则伤寒论原方每剂所用附子相当于现代制附子 40~60 g，而历代用四逆汤仅原方的 1/6~1/10。以这样的轻量，要救生死于顷刻，诚然难矣！其二，之所以不敢重用附子，乃因畏惧附子之毒性。古今本草，已有定论，附子有大毒。但附子为强心主将，其毒性正是其起死回生药效之所在。当心衰垂危，病人全身功能衰竭，五脏六腑表里三焦已被重重阴寒所困，生死存亡，系于一发之际，阳回则生，阳去则死。非重用附子纯阳之品的大辛大热之性，不以雷霆万钧之力，不能斩关夺门，破阴回阳，而挽垂绝之生命。本方中炙甘草一味，更具神奇妙用。伤寒四逆汤原方，炙甘草是生附子的两倍，足证仲景当时充分认识到附子的毒性与解毒的措施，甘草既能解附子的剧毒，蜜炙之后，又具扶正作用。清代张锡纯《医学衷中参西录》，书中记载"来复汤"一方(山萸肉 60 g，生龙牡粉各 30 g，生杭芍 18 g，野合参 12 g，炙甘草 6 g)可补四逆汤之不足。其论云："……寒温外感诸症，大病瘥后不能自复(阴阳气血脱失过甚，全身功能衰竭状态)，寒热往来，虚汗淋漓(大汗亡阳，气血将脱)……目睛上窜，势危欲脱(脑危象休克先兆)；或喘逆(呼吸衰竭，气脱于上)或怔忡(早搏、心脏纤颤、心跳骤停之先兆)；或气虚不足以息(呼吸衰竭)，诸症只见一端，即宜急服。"张氏认为："凡人元气之脱，皆脱在肝。故人虚极者，其肝风必先动，肝风动，即元气欲脱之兆也。"古人论肝，皆与高级神经活动相关，亦即现代之脑危象出现前兆，为全身功能衰竭之最后转归。张氏盛赞"萸肉救脱之功,较参、术和芪更胜。盖萸肉之性,不独补肝也,凡人身阳阴气血将散者皆能敛之;故山萸肉为救脱第一要药。"尤以山萸肉一味,大能收敛元气,固涩滑脱,收涩之中,兼具条畅之性。故又通利九窍,流通血脉,敛正气而不敛邪气。其可助附子固守已复之阳,挽五脏气血之脱失。而龙牡二药,为固肾摄精、收敛元气要药;活磁石吸纳上下,维系阴阳;麝香,急救醒神要药,开中有补,有斩关夺门、辟秽开窍之功。

170

上以浅见,不能概括先生治疗心衰学术思想之万一,后必勤学苦读,精于实践,再言再续。

2. 学生传承

心衰是心脏疾病发展至终末期的结果,死亡率高,所以治疗心衰患者时采取有效方法控制或缓解病情尤为必要,而中医在治疗及缓解心衰病情方面具有独特的疗效。心衰患者的治疗要辨明本虚标实,以益气温阳、化瘀通络为治疗大法,而这里的温阳则是治病的关键。

心衰主要是心脏功能衰竭,心为君主之官,五脏六腑之大主,心脏损伤,进而导致其他脏腑功能失调,临床上心衰分为急性和慢性,急性心衰起病急,变化迅速,应以治标为主。慢性心衰起病缓,病情缓慢,应以治本为主。初期以阳气亏虚为主,因患者体质不同,可兼有气血阴阳亏虚。中后期痰浊血瘀水结为主。该病的病机以虚实夹杂为要,故治疗也较为复杂。

心衰是大多数器质性心脏病的常见并发症及最终归宿。随着人口老龄化,心衰的发病率也在逐年增加。临床表现常以呼吸困难、乏力和体液潴留等为特征,是临床上常见的一种心脏疾病。

现代医学所说的心衰，是由于心肌损伤引起的心脏结构或者功能发生变化，从而导致了心室的泵血功能或者（和）充盈功能表现低下的一种复杂的临床综合征，是心脏疾病发展的终末阶段。其在临床上不同程度地影响着患者的生存率及生存质量，相当于中医学"心水""心胀"等范畴。其在临床上主要表现为胸闷气喘、心悸（或心慌）、乏力等症状。

现代医学认为是由于原发性的心肌损害和异常而导致心衰的发生，所以其是心衰发生的最主要病因。不单心血管疾病本身能导致心衰的发生，非心血管疾病也可导致心衰。若能快速准确识别心衰的病因，就能尽早采取有针对性的治疗或是相关特异性治疗。现代医学认为心衰的主要病因为：

（1）原发性的心肌损害：①缺血导致的心脏病：心肌缺血、梗死及瘢痕形成都是该病最常见原因，约占 46.8%；②心肌病和心肌炎：病毒性心肌炎和扩张性心肌病是导致心衰较为常见的原因，以扩张型心肌病为代表的各类心肌病中，扩张型心肌病导致的发病率占比更是高达 26.6%；③心肌毒性损害：很多原因可直接损害心肌而导致心衰的发生，其中以重金属中毒、抗肿瘤药物治疗、过度饮酒和毒品滥用等较为常见；④代谢障碍和免疫损害：主要包括甲亢（甲状腺功能亢进症）、甲减（甲状腺功能减退症）以及糖尿病导致的心肌病最为常见，其他如系统性红斑狼疮等；⑤其他：除了以上所列原因之外，如心脏的淀粉样变性以及结节病等也可导致心衰的发生。

（2）心脏负荷的非正常改变：①后负荷（压力负荷）过大：常见于心室射血阻力增加的疾病，像高血压以及主动脉瓣或者肺动脉瓣狭窄等；②容量负荷（前负荷）过重：常见于肾衰竭、脓毒症等导致全身循环高动力状态的疾病，还有像妊娠等。除此之外，心包腔积液或者缩窄性心包炎等也可以导致心衰的发生。

诱因：心衰症状可在患有心脏病的基础之上由多种因素而诱发，具体如下：①感染：感染是心衰症状发生的最重要也是最常见的诱因，像呼吸道等的感染；②心律失常：房性心动过速、室性心动过速以及房室交界性心动过速或者室性心动过缓、房室传导阻滞等都可诱发心衰；③血容量增加：液体输入过快或过多或者钠盐摄入过多等引起血容量增加也可导致心衰；④情绪激动或过度体力消耗：如暴怒和分娩等；⑤治疗不当或原有心脏病加重：患者原有风湿性心瓣膜病突然加重或者停用利尿药及降压药等。

中医认为，心衰是由不同病因引起的心脉气力衰竭，心体受损，心动无力，血流不畅，逐渐引起诸脏腑功能失调，进而出现心悸、喘促、尿少、浮肿等症状。最早在《脉经·卷第三·脾胃部第三》就有对"心衰"一词的描述，"心衰则伏，肝微则致沉，所以脉见伏而沉"。《圣济总录·心脏门》中亦有相关记载，"心衰则致健忘，不足则可致胸腹胁下与腰背引痛，惊悸，……舌本强"，在此原文中虽然提到了"心衰"一词，但并非是现代医学所说的心衰病。在古代中医医家经典当中并没有"心衰"病名这一词，《素问·痹论》最早提出过"心痹"的病名，"心痹者，脉不通，烦则致心下鼓，暴上气而致喘，嗌干而善噫，厥气上行则致恐"，文中描述的"心痹"症状与现代医学中心衰症状较为相似。《素问·水热穴论》中也有相关记载，"水为病者，在下则为胕肿大腹，在上则为喘呼不得卧"。是为水液代谢失常，水气凌心的表现。其与现代医学的心衰之症状多有相似之处。因为心衰的症状多表现为胸闷、心悸、乏力、喘憋、呼吸困难和水肿等，所以在中医中将之归类于"胸痹""心悸""喘证""心胀"等疾病的范畴内。心衰病情复杂，病因繁多，与饮食、情志和外邪等都有密切关系。本虚标实或伴有虚实夹杂是心衰的基本病理性质。而本虚以气虚、阳虚为主，或者兼有阴虚；其标实是以痰饮血瘀等为主，常因为外感或过劳等而致病情加重。心衰的发展与演变取决于本虚和标实的消长关系，本虚决定了心衰病情的发展趋势；而标实是心衰病情变化的影响条件。气虚血瘀兼阳虚是心衰的中医基本证候特征，在此基础之上可以兼有阴虚、痰、饮等。

《黄帝内经》中记载：心者，为五脏六腑之主宰，统摄精神。心主一身之血脉，诸血脉者，皆归属于心，心又主生血，又主行血。所以心衰患者的血液正常运行以及发挥濡养经脉的功能都必须依赖于心气的推动。心气虚是心力衰竭的始动因素，气虚则无力推动血行，血不行则无以濡养心脉。在《医林绳墨·血证》中有记载，气能行则血亦能行，气止则血亦为之止，气可为血之帅，血可为气之母，血的运行和输布需要气的推动，气血相关，血凝不行可以影响气的运行，气虚则不能行血，脉络凝滞，心气虚可进一步导致心阳虚。唐宗海《血证论》中有云："心在脏属火，能照万物"，心作为阳脏而能够主通明，阳气能够推动血液运行，温养血脉，振奋精神，从而使人体生生不息。血液得到阳气温养则能够运行，失于温煦，则血液运行不畅，日久则导致气虚血瘀。而水液代谢异常正是气血运行不畅阻滞水行导致。水饮上犯则可导致心悸、咳嗽等症状的出现；水液代谢失常，脾肾功能亦受损，水邪泛溢肌肤，则会出现周身乏力、水肿表现。心阳虚血脉失去温运，则血行瘀阻于心，水液运行不畅，痰湿浊邪内生。其结果是导致了瘀血、痰饮等实邪的产生，形成了虚实夹杂的证候特征，《金匮要略》一书中则认为"阳微阴弦"为胸痹的病机关键，即上焦的阳虚导致阴寒内盛，从而致阴袭阳位，进而痹阻了胸阳引起胸痹的发生。《金匮要略》中有记载，心下胃脘痞塞，如盘样物体，这是水饮所导致。《伤寒论》中也有相关记载，"少阴为病，饮食入口"，此段意思为全身阳气虚衰，胸膈以上有寒饮之邪，可以是心脏，也可以是肺或者是胃的问题，以干呕或者呕吐为特点，这段所描述病机关键为肾阳虚衰、阴寒内盛。《内经》中则认为经脉闭阻而气滞、血瘀、寒凝和痰浊等邪实阻痹于胸中，方才是胸痹的核心病机。综上所述，心的气血阴阳亏虚等为正虚，以及由此而产生的气滞、寒凝、血瘀和痰浊等病理产物为邪实，正虚邪实才是心衰的病机所在。气血阴阳亏虚进而形成了气滞、痰浊、血瘀等的病理产物，虚实夹杂为证候特征。其疾病之本为气血阴阳亏虚，疾病之标则为寒凝、血瘀、气滞和痰浊等邪实。

黄师认为心衰的病机关键是心肾阳虚、肝脾血瘀。心衰病位在心，但与肺、脾、肝和肾均有密切联系。本病病性属本虚标实，虚实夹杂。病初以气虚、阳虚为主，因患者体质不同，可兼见阴虚血亏。但随着病情的发展，心气逐渐衰竭，血瘀、水结也逐渐加重。故心衰中后期表现为虚实夹杂。辨证上，本虚以气虚、阳虚、阴虚为主：①气虚证：气短，乏力，心悸，活动易劳累，自汗，懒言或语声低微，面色少华，舌质淡或淡红，脉弱。②阳虚证：畏寒，肢冷，脘腹或腰背发凉，困倦嗜睡，喜热饮，面色白，小便不利，浮肿。舌质淡，舌体胖或有齿痕，苔白或白滑。脉沉细或迟、结、代。③阴虚证：口渴欲饮，手足心热，盗汗，咽干，心烦，喜冷饮，颧红，尿黄或便秘。舌质红或绛红，舌体偏瘦，少苔或无苔或剥苔或有裂纹。脉细或细数、细促。标实以血瘀、水饮、痰浊为主：①血瘀证：面部、口唇和肢体色暗或青，指（趾）端发绀；口干不欲饮，肌肤甲错，舌质暗（淡暗、暗红、紫暗或青紫），或有瘀斑、瘀点，舌下脉络迂曲青紫。脉涩或结、代。②水饮证：浮肿；小便不利，心悸，喘促不得卧，口干不欲饮，清稀泡沫痰，眩晕，胸痞或呕恶。舌淡胖大有齿痕，苔滑。脉沉或弦、滑。③痰浊证：咳嗽咯痰；喉中痰鸣，呕吐痰涎，形体肥胖，胸闷，脘痞，头昏，纳呆或便溏。舌苔腻，脉滑。治法上根据"急则治其标，缓则治其本"的原则，辨明本虚标实，以益气温阳、化瘀通络为治疗大法，而这里的温阳则是治病的关键。

　　黄永生教授认为，心主血脉，血液在脉道中营周不休，主要靠心气以推动，而心阳根于肾阳，心衰的患者由于心之气力衰竭，不能帅血以行，导致周身血行瘀滞，津血同源，血瘀则水津外渗，则见肝脾肿胀。而阳虚膀胱气化失司，水液内蓄外渗，出现浮肿等症，对于慢性心衰患者则表现为"虚—瘀—水"相兼为病。黄永生教授提出心衰的病机关键为"心肾阳虚，肺肝血瘀"，所以对于慢性顽固性心衰或心衰患者终末阶段，挽救垂危心阳是治疗的关键。同时，人体阴阳处于平衡状态才能不病，心衰患者本于阳虚，阳生才能阴长，阳虚日久则阴无所长，故阴亦日亏，又由于心衰多反复发病，以及利尿剂、抗生素等的应用，致患者阴液更伤，阳无所依，则外越于上。治疗上，黄永生教授继承和发扬了《黄帝内经》中五味入五脏理论，提出应用"酸、甘"药物治疗心衰病，"甘以缓之，酸以收之"。《素问·脏气法时论》中言"心苦缓，急食酸以收之"，甘味入于心，可补心之不足；酸味入肝，可缓肝急，可滋肝血，更在于实则泻其子，虚则补其母，肝与心为母子之脏，心病，补肝木则心虚可除。黄老根据多年治疗顽固性心衰的经验，创立救心汤方，用于临床，每获奇效。其药物组成为制附子、桂枝、山萸肉、干姜、炙甘草、高丽参、丹参、砂仁、降香、生龙牡、磁石、紫石英和炒枣仁等药物。方中附子温阳，与干姜配伍其温阳之力倍增，所谓"附子无姜不热"。附子与桂枝配伍，可以宣通阳气，利于化气行水。炙甘草既能解附子之毒，又能扶正缓中。山萸肉为救脱第一要药，其大量应用，既能收敛元气，又有条畅之性，可助附子固守已复之阳，挽五脏气血之脱。运用大剂量山萸肉、枣仁酸以收之，既养阴又敛阳。龙骨、牡蛎、磁石、紫石英固涩潜阳，使浮越之虚阳以下潜。心衰终末阶段多属于本虚标实之疾，心气不足，无力运血，血行瘀滞，故加高丽参大补元气，甘缓以补心气，丹参饮以行气化瘀。在临证中，由于阳虚气化不及，阴津蓄而为水，泛而成邪，如果病人肿甚，尿少，可加淡渗利水之茯苓、泽泻之属，或加峻下利水的商陆、黑白丑和大黄等以急则治标。

3. 既往研究

3.1 关于慢性心衰医案的数据挖掘

临床资料收集：选择 2013 年 11 月—2021 年 11 月就诊于长春中医药大学附属医院黄永生教授工作室慢性心衰的患者，通过聚类分析，获得黄永生教授治疗慢性心力衰竭的八个基本处方，分列如下。

一方：磁石、附子、丹参、砂仁、山茱萸、桂枝、牡蛎、龙骨、炙甘草、人参、泽泻、芍药、大枣、半夏、茯苓、麦芽、山楂、神曲、大腹皮、瓜蒌、鸡内金、苦杏仁、桃仁和薤白。

方解：此方适用于慢性心力衰竭患者之阳虚水泛、气滞血瘀之证，或兼夹痰饮水湿。附子、薤白温通阳气,去水气;山楂、神曲、麦芽主要用焦山楂、焦神曲和焦麦芽,合为"焦三仙"共奏健运脾胃之功;丹参、砂仁并用取于丹参饮,善治"心胃诸痛",丹参补血活血,砂仁开胃理气,增加食欲。杏仁祛痰止咳平喘,桃仁活血化瘀。除此,在症状频次统计中,便秘症状出现较多,两味药还起到润肠通便功效;泽泻与瓜蒌清湿热,大腹皮与泽泻利小便,行水消肿。

二方:磁石、附子、丹参、砂仁、山茱萸、降香、桂枝、牡蛎、龙骨、炙甘草、干姜、黄芪、僵蚕、蝉蜕、水蛭、白术、苍术、青皮、枳壳、龙齿、石菖蒲、百合、合欢。

方解:此方适用于慢性心力衰竭患者之兼有心律失常之症。附子、干姜、桂枝温补心阳,加炙甘草不仅有解附子毒性之功,且有调和补益之效;山茱萸性酸,收敛固脱;气为血之帅,黄芪补气升阳,加青皮、枳壳等理气之药,与丹参、降香、水蛭、川芎增强活血化瘀功效。方中有桂枝加龙骨牡蛎汤,其具有调和阴阳、潜镇摄纳之功效;炙甘草、百合、合欢养心安神。

三方:磁石、附子、丹参、砂仁、山茱萸、降香、炙甘草、干姜、黄芪、僵蚕、蝉蜕、水蛭、陈皮、紫苏梗、香附、青皮、枳壳、枸杞子、山药。

方解:此方偏于气滞血瘀之证,黄芪补气以助行气活血;蝉蜕宣肺,僵蚕化痰散结,水蛭走窜经络,活血化瘀,三者合用,通调气血津液,共奏化瘀散结功效;陈皮、紫苏梗、香附、青皮、枳壳理气行气,香附、陈皮、紫苏梗、甘草为香苏散加减,理气和中;枸杞子、山药温补脾肾。

四方：磁石、附子、丹参、砂仁、山茱萸、降香、桂枝、牡蛎、龙骨、炙甘草、干姜、人参、黄芪、僵蚕、蝉蜕、水蛭、白术、苍术、三七、陈皮、紫苏梗、香附、淫羊藿、巴戟天。

方解：此方偏用慢性心力衰竭患者之脾肾气虚之证。淫羊藿、巴戟天皆入肾经，补肾阳；磁石、牡蛎重镇潜阳；紫苏梗理气宽中，香附行气解郁，加白术、苍术、陈皮，健脾化湿，协脾胃运化。

五方：磁石、附子、丹参、砂仁、降香、炙甘草、干姜、黄芪、僵蚕、水蛭、陈皮、紫苏梗、香附、青皮、枳壳、仙茅、当归、黄柏、知母。

方解：此方适用慢性心力衰竭患者之气阴两虚兼气滞血瘀之证。方中同三方，有香苏散加减以理气和中，助脾胃运化，调节气机津液；黄柏、知母滋阴清热，附子、干姜、仙茅温阳通阳，仙茅、当归、黄柏、知母为二仙汤加减。对于本虚标实、寒热错杂的心衰患者，诸药合用，体现了导师扶正祛邪、杂合以治的用药特点。

第六类：磁石、附子、丹参、砂仁、山茱萸、降香、桂枝、牡蛎、龙骨、炙甘草、干姜、人参、黄芪、三七、大黄。

方解：此方主要适用于慢性心力衰竭患者偏于心肺气虚证型。其中大黄味苦而大寒，力猛善走，可上下通行，能直达下焦，深入血分，有泻火及补虚之效。

第七类：磁石、附子、丹参、砂仁、山茱萸、降香、桂枝、牡蛎、龙骨、炙甘草、干姜、人参、黄芪、僵蚕、蝉蜕、水蛭、白术、苍术。

方解：此方适用慢性心力衰竭患者之心肾阳虚兼痰浊血瘀之证。较方三，理气之功较弱。

第八类：磁石、附子、丹参、砂仁、山茱萸、降香、桂枝、牡蛎、龙骨、炙甘草、干姜、人参、僵蚕、蝉蜕、水蛭、紫石英。

方解：此方重在温阳益气，活血化瘀，重镇潜阳。紫石英镇心安神，入心、肝经，磁石、牡蛎、紫石英合用增加重镇潜阳功效。

综合以上基本处方，筛选方中高度重叠，且使用频率在80%以上的药物，即为治疗慢性心力衰竭最基本的核心方用药：磁石、附子、干姜、丹参、山茱萸、降香、砂仁、甘草。关于心衰黄永生教授提出病机关键为"心肾阳虚、肺肝血瘀"，在此次分析中，核心方由8味药物组成，磁石、附子、砂仁、山茱萸皆入肾经，磁石、附子、炙甘草、干姜、丹参皆入心经，干姜、甘草入肺经。核心方中山茱萸可益元阳、补元气、助附子固阳，附子可温肾散寒，又配干姜助其温通之功，又以磁石重镇安神，潜阳纳气。其中温阳以肾阳的升腾气化而有助于肺宣散水气，补肾以肾气的摄纳有利于肺气肃降而下；方中又以丹参、降香活血化瘀，佐以砂仁，行气调中，可引补药由脾入肾，甘草甘温，益气和中，调和诸药。所以核心方功效以温阳益气、活血化瘀为主，不仅体现了黄老治疗慢性心衰的主要原则，也反映了心衰的主要病机因素，具有典型代表意义。

3.2 慢性心衰医案的延伸研究——核心方的网络药理研究

利用 TCMSP、HERB、Pubchem 平台数据库及文献挖掘检索核心方中的磁石、砂仁、丹参、甘草、附子、山萸肉、降香、干姜8味中药的化学成分，确定药物的活性成分，以口服生物利用度（OB）≥30%、类药性指数（DL）≥ 0.18 为筛选标准。通过 OMIM 数据库（https：//omim. org／）、GeneCards 数据库（https：//www. disgenet. org／）、GisGeN-

ET 数据库（https：//www. genecards. org/）以"Chronic heart failure"为关键词检索并收集心力衰竭相关的基因，对收集的疾病靶点进行处理，得到慢性心衰的相关靶点，构建药物-成分-靶点-疾病相互作用网络图，得到治疗靶点，见图 3-1；并筛选出关键基因网络图，得到核心治疗靶点，见图 3-2；并对治疗靶点进行 GO 功能和 KEGG 通路富集分析，见图 3-3、图 3-4；构建靶点-通路网络图，见图 3-5，选出度值前 5 的靶点，与度值前 5 的主要活性成分进行分子对接，见图 3-6，进一步验证网络药理学研究。

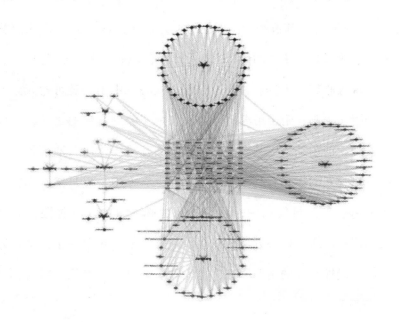

图 3-1　药物-成分-疾病-靶点网络图

（黄色方形为治疗靶点，深紫色菱形为甘草活性成分，浅紫色菱形为砂仁活性成分，明绿色菱形为山茱萸活性成分，粉红色菱形为丹参活性成分，蓝色菱形为降香活性成分，草绿色菱形为附子活性成分，图最左边黄绿色菱形为干姜活性成分，因磁石的相关成分不符合筛选标准，故图中无磁石的活性成分）

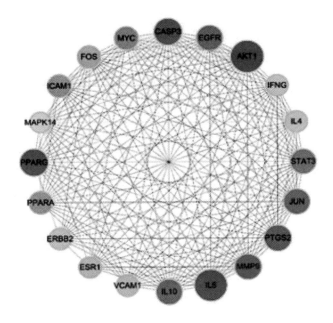

图 3-2　核心靶点网络图

（圆圈越大，颜色越深，蛋白越重要）

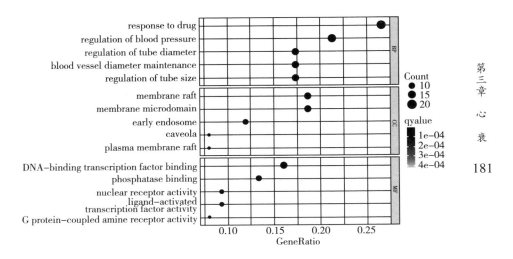

图 3-3　GO 功能富集分析图

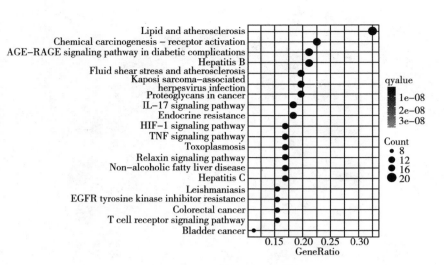

图 3-4　KEGG 通路富集分析图

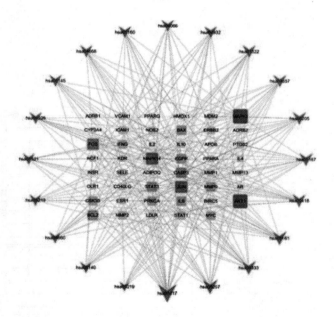

图 3-5　靶点-通路网络图

（紫色倒三角代表通路，黄绿色方形代表靶点，靶点形状越大，此靶点的关联度越

强，重要性越大）

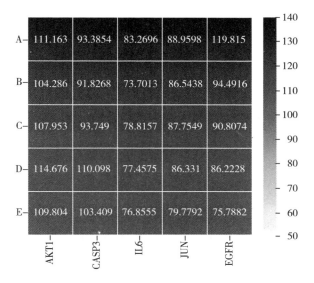

图 3-6　活性成分与靶点分子对接热图

（活性成分：A：7-O-methylisomucronulato；B：formononetin；C：tanshinone iia；D：luteolin；E：kaempferol；靶点：AKT1、IL6、JUN、CASP3、EGFR）

由图 3-6 可得：化合物 A 与 EGFR 结合能力最强，libdock score 为 119.815。从基因角度来看 AKT1 与各个化合物结合能力较好，lindock score 分别为 111.163、104.286、107.953、114.676、109.804；IL6、JUN 与各个化合物结合能力较差。而从成分角度来看，化合物 A 与 AKT1、EGFR 靶点结合能力较好，libdock score 分别为 111.163，119.815；化合物 D 与 AKT1、CASP3 靶点结合能力较好，libdock score 分别为 114.676，110.098。综上，AKT1 与化合物 A、D、E，CASP3 与化合物 D，EGFR 与化合物 A 的评分均在 109 以上，说明它们有较强的相互作用。

以上通过网络药理学的方法构建网络，分析核心方的成分、靶点、信号通路之间的相互作用关系，推测核心方通过山奈酚、木犀草素、丹参酮Ⅱa、7-O-甲基异微凸剑叶莎醇、刺芒柄花素、柚皮素、β-谷甾醇等潜在药效成分协同作用于 AKT1、IL6、PPARG、CASP3、MMP9、PTGS2 等多个靶点，通过 IL-17 信号通路、HIF-1 信号通路、内分泌抵抗等通路参与活性氧代谢过程、氧化应激反应、调节血压等，发挥治疗 CHF 的作用。以上研究可对今后研究黄老治疗慢性心衰提供分子基础，为后续的作用机制研究提供参考。

4. 典型验案

医案是记录诊治的载体，无论是学习领悟中医精髓还是积累经验，提升临床水平，研读医案都是必不可少的学习过程。黄老的医案记录整理时间颇久，积累了诸多病案，自从电子设备引入医案整理工作后，医案记录更为清晰，其内容广泛、连续性强。每诊医案皆有症状、舌脉、方药等记录，多数医案附有辅助检查结果。故研读导师治疗慢性心力衰竭的医案，此可窥见吾师辨证论治之精髓，理法方药之全貌，剂量把控之精准，加减变化之妙用。

例 1：王××，男，33，就诊日期：2019 年 10 月 9 日。

主诉：反复胸闷 1 年余。

现病史：胸闷，乏力，气短，心慌，心悸，心烦，腰凉，口干，手心汗出，足凉，小腹凉，胃胀，怕热，头晕，耳鸣，纳可，眠差不易入睡，大便不成形，1 天 3~4 次，小便频（口服利尿药），舌淡体青紫瘀暗，边有齿痕，苔薄，脉沉弦细。

既往史：暂无。

辅助检查：心电图示：V1/V5 ST 段下移，心律 93 次/min。心脏彩超示：EF 43%，二尖瓣少量返流，左室收缩及舒张功能均降低。生化检查：肝功能：谷丙转氨酶 110 IU/L、谷氨酰转肽酶 74 IU/L；肾功能：尿酸 444 umol/L；血糖：7.18 mmol/L；血脂：甘油三酯 3.59 mmol/L、低密度脂蛋白 3.36 mmol/L。BP：160/95 mmHg。

诊断：中医诊断：心衰（阳虚血瘀，寒热错杂证）。

西医诊断：冠心病心功能不全。

治疗原则：温阳散寒，活血化瘀，辛开苦降，调整阴阳。

处方：制附子 15 g^(先煎)，干姜 10 g，炙甘草 10 g，山萸肉 120 g，桂枝 10 g，炒枣仁 30 g，龙骨 30 g^(先煎)，牡蛎 30 g^(先煎)，磁石 30 g^(先煎)，丹参 30 g，砂仁 10 g，降香 10 g，高丽参 15 g^(单煎兑服)，三七 6 g^(吞)，莪术 15 g，黄芪 60 g，苍术 10 g，白术 10 g，苏梗 10 g，香附 15 g，陈皮 10 g。10 付水煎服。

二诊：服药后患者胸闷气短、心烦、乏力、腰凉减轻，耳鸣、胃胀明显减轻。仍有稍胸闷，气短，乏力，自汗，稍口干，心烦，偶太息，手足稍凉，小腹凉，腰膝凉，纳可，眠差，大便不成形，小便可，舌边尖红，体青紫瘀暗，边有齿痕，苔薄，脉沉弦细略数。

处方：制附子 15^(先煎)，干姜 15 g，炙甘草 15 g，山萸肉 120 g，桂枝 10 g，炒枣仁 30 g，龙骨 30 g^(先煎)，牡蛎 30 g^(先煎)，磁石 30 g^(先煎)，丹参 30 g，砂仁 10 g，降香 10 g，高丽参 15 g^(单煎兑服)，三七 6 g^(吞)，莪术 15 g，黄芪 60 g，苍术 10 g，白术 10 g，苏梗 10 g，香附 15 g，陈皮 10 g。6 付水煎服。

三诊：服上药诸症好转，胸闷气短、自汗减轻，腰膝凉、手足凉、小腹凉减轻。仍心烦，乏力，太息，口干，稍手足凉，稍腰膝凉，稍小腹凉，纳可，眠差改善，二便可。舌淡体青紫瘀暗，边有齿痕，苔薄浊，脉沉弦细。

处方：1. 制附子 15 g^{（先煎）}，干姜 15 g，炙甘草 15 g，山萸肉 120 g，桂枝 10 g，炒枣仁 30 g，龙骨 30 g^{（先煎）}，牡蛎 30 g^{（先煎）}，磁石 30 g^{（先煎）}，丹参 30 g，砂仁 10 g，降香 10 g，高丽参 15 g^{（单煎兑服）}，三七 6 g^{（吞）}，莪术 15 g，黄芪 60 g，苍术 10 g，白术 10 g，苏梗 10 g，香附 15 g，陈皮 10 g。6 付水煎服。

2. 阿胶 15 g，黄连 10 g，黄芩 10 g，白芍 30 g，炙甘草 10 g，鸡子黄 1 个，仙灵脾 30 g，补骨脂 30 g，枸杞子 30 g，菟丝子 30 g，仙灵脾 30 g，补骨脂 30 g，枸杞子 30 g，菟丝子 30 g。3 付水煎服。

按语：中医治疗主要以"伏其所主，先其所因"，本病的病机为心肾阳虚，在此基础上兼以气虚血瘀之证，病性为虚实夹杂、寒热错杂之证，病位在心，与脾胃肾密切相关。故方中制附子、山茱萸、桂枝温补心肾，龙骨、牡蛎、磁石潜阳温阳，丹参、降香、三七、莪术活血止痛，黄芪、高丽参、苍术、白术、砂仁健脾益气，苏梗、香附、陈皮行气和胃，干姜、炙甘草助附子温阳通脉，又可解附子之毒。该方治疗心衰，效果十分显著。

例 2： 高××，女，71，就诊日期：2019 年 4 月 19 日。

主诉：反复胸闷痛，后背痛 17 年。

现病史：胸闷痛，气短，后背痛，心悸，心慌，心烦，乏力，太息，口干苦，目干涩，怕冷，膝及以下凉，手足心热，烘热汗出，头晕，恶心，耳鸣耳聋，腰酸痛，惊恐怕声，纳可眠差，二便可，舌边尖红，体青紫瘀暗，边有齿痕，苔薄，有瘀斑，脉沉弦细。

既往史：美尼尔综合征 10 年，心衰 10 年，胆囊炎 7 年，高血压病

4年。

辅助检查：心彩示：左心大，以左室大为主，左心供能减低，射血分数38.4%。

诊断：中医诊断：心衰病(气虚血瘀证)。

西医诊断：高血压病，冠心病心功能不全。

治疗原则：益气温阳，化瘀通络。

处方：制附子15 g^(先煎)，干姜10 g，炙甘草10 g，山茱萸80 g，桂枝10 g，炒枣仁30 g，生龙骨30 g^(先煎)，生牡蛎30 g^(先煎)，磁石30 g^(先煎)，高丽参15 g^(单煎兑服)，丹参30 g，砂仁10 g，降香10 g，水蛭10 g，蝉蜕10 g，僵蚕10 g，黄芪30 g，白术10 g，苍术10 g。15付水煎服。

二诊：2019年5月15日。服药后乏力减轻，时心悸，手足凉，时心烦，头晕，恶心，腰酸痛，纳可，眠差，二便可，舌淡，体青紫瘀暗，苔中后薄白浊，脉沉弦细结代。

处方：上方山茱萸加至120 g，高丽参加至25 g。15付水煎服。

三诊：2019年6月6日。服药后乏力明显好转，心悸，时心烦，头晕，恶心，纳可，眠差，大便稀溏如水样，1天20余次，小便可，舌淡青紫瘀暗，苔中后薄浊微黄，脉沉弦细结代。

处方：上方制附子加至30 g^(先煎)，干姜加至15 g，炙甘草加至15 g，三七6 g^(吞)，莪术10 g，上方去水蛭，蝉蜕，僵蚕。10付水煎服。

按语：心衰病性分为虚与实，实证表现为尿少，浮肿，脘腹胀满，唇甲紫绀，脉弦涩或沉结；虚证多见心悸气短，动则尤甚，肢冷畏寒，甚则心悸不止，张口抬肩，烦躁不宁，四肢厥冷，或见五心烦热，两颧泛红，咽干口燥，舌淡苔白厚，或舌边尖红少苔，脉虚数无力，或沉微、结代。本例患者为虚实夹杂。故治以补虚扶正祛邪，选用温阳行气、化瘀利水的救心汤加减治疗。方中以制附子、干姜、炙甘草回阳救逆，温肾阳以救心阳。运用大剂量山萸肉、酸枣仁以实现酸收之效，既养阴又敛阳，龙骨、牡蛎、磁石固涩潜阳，使浮越之虚阳以下潜。心衰终末阶段多属于本虚标实之疾，心气不足，无力运血，血行瘀滞，故加高丽参大补元气，甘缓以补心气，黄芪、白术、苍术以补气，丹参、砂仁、降香、水蛭、僵蚕、蝉蜕等组成丹蛭饮以行气化瘀。

例3：张××，女，66，就诊日期：2015 年 7 月 14 日。

主诉：反复胸闷气短近 10 年，加重伴夜间憋醒半个月。

现病史：患者自述胸闷气短，于 2015 年 7 月就诊于"吉大一院"，诊断为"冠心病，心肌缺血，胆囊炎"。刻：胸闷气短，时太息，乏力，口干口苦，心烦，手足心热，膝盖以下凉，神疲，头晕，胃痛，偶烧心，打嗝，咳嗽，咯白痰，纳眠可，大便 3~4 日一行，小便可，舌边尖红，体青紫瘀暗，苔中厚浊腻，脉弦细略数。

既往史：慢性胃炎，冠心病，心衰。

辅助检查：BP：98/60 mmHg。

诊断：中医诊断：心衰病(阳虚血瘀水结)。

西医诊断：①冠状动脉粥样硬化性心脏病；②稳定型心绞痛；③心功能Ⅱ级。

治疗原则：益气温阳，化瘀利水。

处方：制附子 15 g$^{(先煎)}$，山萸肉 60 g，丹参 30 g，砂仁 10 g$^{(后下)}$，降香 10 g，生龙牡各 30 g$^{(先煎)}$，磁石 30 g$^{(先煎)}$，紫石英 30 g$^{(先煎)}$，炒枣

仁 30 g，茯苓 30 g，泽泻 30 g，黑丑 10 g，商陆 10 g，木香 5 g，大黄 10 g^(后下)。6 付水煎服。

二诊：2015 年 7 月 22 日。服前药后，胸闷，气短改善。现偶发心悸，夜间阵发性呼吸困难，余同前，舌淡瘀暗，苔薄白，脉沉细。BP：110/70 mmHg。

处方：上方去商陆，木香。6 付水煎服。

三诊：2015 年 7 月 30 日。服药后诸症好转，呼吸困难明显减轻，舌青紫瘀暗，脉沉弦细。BP：120/60 mmHg。

处方：上方加草决明 30 g，葶苈子 15 g。6 付水煎服。

按语：《金匮要略》有云："心水者，其身重少气，不得卧，烦而燥，其人阴肿。"此段所描述的症状即是我们今天所要讨论的心衰病，相当于现代医学的心力衰竭。

心衰病的诊断，主要在于发病时的临床症状。比如呼吸困难，心悸烦躁，尿少，下肢水肿，乏力，干咳或咯血，多汗，胁肋痛。同时还在于病史，既往有心痹、卒心痛、痰饮、肺胀、头痛、眩晕、消渴等病史的患者往往易于罹患心衰病。临床查体，患者多采取坐位或半卧位，面唇青灰或紫绀，四肢不温，皮肤湿冷，颈脉怒张，脉疾数，或促或强弱不一。患者分为虚实两种。实证：尿少，浮肿，脘腹胀满，唇甲紫绀，脉弦涩或沉结。虚证：心悸气短，动则尤甚，肢冷畏寒，甚则心悸不止，张口抬肩，烦躁不宁，四肢厥冷；或见五心烦热，两颧泛红，咽干口燥，舌淡苔白厚，或舌边尖红少苔，脉虚数无力，或沉微、结代。

结合本例患者症状体征，患者为心衰病中的虚证。故治以补虚扶正祛邪，方用救心汤。制附子 15 g，山萸肉 60 g，丹参 30 g，砂仁 10 g，降香 10 g，生龙牡各 30 g，磁石 30 g，紫石英 30 g，炒枣仁 30 g，茯苓 30 g。患者气滞明显，故加木香以理气行气，同时佐以大黄，通腑气，取肺与大肠相表里之意，通腑泄浊，推陈致新。患者水饮之邪弥盛，故以泽泻、黑丑、商陆以峻下逐水。回顾全方，攻补兼施，驱邪而不伤正，扶正而不敛邪。大剂量的山萸肉，取酸者入肝，虚则补其母之意。二诊患者邪气渐去，而正气未复，故去商陆、木香，以防止过度攻伐伤正。商陆属商陆科、为多年生粗壮草本植物。商陆主产河南、湖北、山

东、浙江、江西等地，广布于长江以南红壤低丘陵地区，药用商陆的干燥根。秋季至次春采挖，除去须根和泥沙，切成块或片，晒干或阴干。根入药，以白色肥大者为佳，红根有剧毒，仅供外用。功善通二便，逐水、散结，治水肿、胀满、脚气、喉痹，外敷治痈肿疮毒。商陆为攻邪之佳品，但有小毒，不可久服，不予羸人，中病即止方为精妙。故黄老于二诊，果断去之，杜伤正之患矣。木香为菊科植物木香的根，圆柱形或平圆柱形。表面黄棕色、灰褐色或棕褐色，栓皮大多已除去，有明纵沟及侧根痕，有时可见网状纹理。气芳香浓烈而特异，味先甜后苦，稍刺舌。云木香产于中国云南丽江地区；川木香主产于四川安县、阿坝藏族自治州、凉山彝族自治州；广木香过去曾由印度、缅甸等地经广州进口，故称"广木香"。需秋、冬二季采挖，除去泥沙及须根，切段，纵剖成瓣，干燥后撞去粗皮。以香气浓郁者为佳。生用或煨用。功善行气止痛、健脾消食。木香应用现有所争议，其中青木香有毒似已成共识，但本方所用广木香，临床应用安全。应用木香可顺气、除胀，效彰力专，亦不可久服。故于二诊去之，取效而不过用，甚明。三诊，患者诸症皆痊，而惟呼吸困难尚在，故在原方基础之上，加草决明、葶苈子以泻肺

平喘，继服则病愈。

例4：梁××，男，44，就诊日期：2017年3月23日。

主诉：反复心慌，偶夜间不能平卧1周。

现病史：患者诉上症，于2017年2月20日在"吉大二院"住院，诊断为"扩张型心肌病"。现：心慌，偶夜间不能平卧，气短，乏力，时口干，自汗，偶太息，余无不适，纳眠可，二便可，舌红，体青紫，苔薄，脉沉细弱。

既往史：饮酒史20年（已忌）；高血压病2年（替米沙坦1片/d）。

辅助检查：血压：120/80 mmHg。

诊断：中医诊断：心衰病（阳虚血瘀水结）。

西医诊断：①扩张型心肌病；②心功能Ⅲ级。

处方：救心汤加减。

制附子30 g^(先煎)，干姜15 g，炙甘草15 g，山萸肉120 g，桂枝10 g，炒枣仁30 g，生龙牡各30 g^(先煎)，磁石30 g^(先煎)，紫石英30 g^(先煎)，丹参30 g，砂仁10 g^(后下)，降香10 g，大黄15 g^(后下)，黑丑15 g，商陆15 g，木香10 g^(后下)。10付水煎服。

二诊：2017年4月11日。服上药，心慌、气短、乏力、口干减轻明显，现时心慌、自汗、太息，余无不适，纳眠可，大便稀（5~6次/d），小便可，舌红，体瘀暗，苔薄，脉沉弦细。晨起咳嗽，白痰泡沫。BP：110/70 mmHg。

处方：上方加三七6 g，莪术10 g，坤草30 g。10付水煎服。

三诊：2017年4月27日。服上药，诸症好转，心慌消失，乏力、气短、自汗、太息、口干减轻，现略觉乏力，余无明显不适。咳嗽，咳痰，纳眠可，大便好转，小便可，舌红，体略暗，苔薄，脉沉弦细，BP：120/90 mmHg。

处方：上方去三七、莪术。10 付水煎服。

四诊：2017 年 5 月 11 日。服上药，诸症好转，双下肢浮肿，气短减轻，口干消失，偶心慌，乏力，偶太息，咳嗽、咳痰减轻，纳差，眠差，自汗，大便(3~4 次/d)，小便可，舌红，体青瘀暗，苔薄，脉沉弦细。BP：90/70 mmHg。

处方：上方加焦三仙各 15 g。10 付水煎服。

五诊：2017 年 5 月 25 日。服上药，诸症好转，自汗消失，气短、双下肢浮肿、咳嗽、咳痰减轻，时善太息，余无不适，纳好转，眠好转，大便稀(3~4 次/d)，小便可，舌边尖红，体青，苔薄浊，脉沉弦弱。BP：90/60 mmHg。

处方：上方加枳壳 10 g，青皮 10 g。10 付水煎服。

按语：现代医学指出慢性心力衰竭(简称慢性心衰)是一种复杂的临床症状群，是各种心脏结构或功能疾病损伤心室充盈和(或)射血能力的结果，为各种心脏病的末期表现，随着人口老龄化的进展，心衰的发病率持续增长，已成为 21 世纪最重要的心血管病症。而对于慢性心力衰竭的发病机制已由单纯的血液动力学障碍向以神经内分泌为主的多种因素参与的以心室重构为主要特征的心脏超负荷机制转变；治疗也随之改变，由过去的从短期的、血流动力学、药理学措施转变为长期的、修复性策略，目的是改变衰竭心脏的生物学性质；利尿剂、血管紧张素转换酶抑制剂、β-受体阻滞剂、醛固酮拮抗剂、地高辛是目前治疗慢性心力衰竭的常规用药，服用上述药物对于心衰的治疗确有一定疗效，但同时也有一定的不良反应。故应用中药治疗慢性心衰具有十分重要的意义和价值。

心衰各证候间可相互转化，气虚可发展为阳虚或兼阴虚，气阴两虚可加重而转化为阴阳俱损或阳衰气脱证，本虚兼标实而见气虚血瘀或阳虚水泛。心衰若治养不当，可转为心源性脱证，甚至导致死亡，预后不良。

一诊患者心慌，偶夜间不能平卧，气短，乏力，自汗，偶太息，余无不适，纳眠可，二便可，为阳气不足，胸阳不展表现明显，同时患者还有时口干，舌红，体青紫，苔薄，脉沉细弱等血瘀及部分阴火上冲的表现。救心汤为黄永生教授治疗慢性心衰的经验处方。方中附子温阳，与干姜配伍其温阳之力倍增，所谓"附子无姜不热"。附子与桂枝配伍，可以宣通阳气，利于化气行水。炙甘草既能解附子之毒，又能扶正缓中。山萸肉为救脱第一要药，其大量应用，既能收敛元气，又有条畅之性，可助附子固守已复之阳，挽五脏气血之脱。龙骨、牡蛎固肾摄精，收敛元气。磁石、紫石英吸纳上下，维系阴阳。丹参、砂仁、降香理气化瘀。辅以大黄、黑丑、白丑、木香以利水行气消肿，标本兼治以达到更好的疗效。二诊患者服上药后，心慌、气短、乏力、口干减轻明显，仍有自汗，太息，晨起咳嗽，白痰泡沫，余无不适，纳眠可，大便稀(5~6次/d)，小便可，舌红，体瘀暗，苔薄，脉沉弦细。患者痰白有泡沫，为水气上泛所致，故原方基础上加坤草以利水化瘀。患者舌体瘀暗，故上方加三七、莪术以增加活血化瘀之力。三诊患者服药后，心慌消失，乏力、气短、自汗、太息、口干减轻，略觉乏力，咳嗽，咳痰，余无明显不适，纳眠可，大便好转，小便可，舌红，体略暗，苔薄，脉沉弦细。患者各项症状均有所减轻，心慌消失，但患者随着血瘀渐去，出现乏力症状，考虑破血之力过大，故于上方去三七、莪术，主方不变，继续治疗。四诊患者服上药，诸症好转，双下肢浮肿、气短减轻，口干消失，偶心慌，乏力，偶太息，咳嗽，咳痰，自汗，纳差，眠差。大便（3~4 次/d），小便可，舌红，体略暗，苔薄，脉沉弦细。患者经过前三诊治疗后，诸症好转，但近日出现了纳差，眠差。鉴于胃不和则卧不安，故考虑长期罹患疾病，导致脾胃之气渐弱，故于原方基础上，加焦三仙以顾护胃气，培土固本。所加第一味药为焦神曲。其为辣蓼、青蒿、杏仁泥、赤小豆、鲜苍耳子加入面粉或麸皮后发酵而成的曲剂，全国各地均产。本品呈方形或长方形的块状，宽约 3 厘米，厚约 1 厘米，外表土黄色，粗糙；有陈腐气，味苦。以陈久、无虫蛀者佳。本品为焦神曲，取神曲置锅内炒至外表呈焦黑色，内部焦黄色，取出，略喷些清水，放凉。性甘、辛，温，归脾、胃经。《药性论》论曰："化水谷宿食，癥结积滞，健脾暖胃。"《本草纲目》描述其作用为："消食下气，除痰逆霍乱，泄痢胀满诸疾，其功与曲同。闪挫腰痛者，过淬酒温服有效。妇人产后欲回乳者，炒研，酒服二钱，日二即止，甚验。"第二味药为焦麦芽，其多生长在北方区域，将麦粒用水浸泡后，保持适宜温、湿度，待幼芽长至约 5mm 时，晒干或低温干燥。本品呈梭形，纤细而弯曲。质硬，断面白色，粉性。气微，味微甘。焦麦芽：取净麦芽，照清炒法（不加辅料的炒法称为清炒法）炒至焦褐色，放凉，筛去灰屑。本品甘，平，归脾、胃经。主治食积不消，脘腹胀痛，脾虚食少，乳汁郁积，乳房胀痛，妇女断乳，肝郁胁痛，肝胃气痛。《药性论》有云："消化宿食，破冷气，去心腹胀满。"《日华子本草》："温中，下气，开胃，止霍乱，除烦，消痰，破癥结，能催生落胎。"《医学启源》曰："补脾胃虚，宽肠胃，捣细炒黄色，取面用之。"《滇南本草》曰："宽中，下气，止呕吐，消宿食，止吞酸吐酸，止泻，消胃宽膈，并治妇人奶乳不收，乳汁不止。"《本草纲目》曰："麦蘖、谷芽、粟蘖，皆能消导米面诸果食积。观造饧者用之，可以类推。但有积者能消化，无积而久服，则消人元气也，不可不知。若久服者，须同白术诸药兼用，则无害。"第三味为焦山楂，又名山里果、山里红，核果类水果，核质硬，果肉薄，味微酸涩。果可生吃或作果脯果糕，干制后可入药，是中国特有的药果兼用树种，具有降血脂、降血压、强心、抗心律不齐等作用，同时也是健脾开胃、消食化滞、活血化痰的良药，对胸膈脾满、疝气、血瘀、闭经等症有很好的疗效。山楂内的黄酮类化合物牡荆素，是一种抗癌作用较强的药物，其提取物对抑制体内癌细胞生长、增殖和浸润转移均有一定的作用。本品性味酸甘，微温，归脾、胃、肝经。有消食健胃，行气散瘀的功效，用于肉食积滞、胃脘胀满、泻痢腹痛、瘀血经闭、产后瘀阻、心腹刺痛、疝气疼痛、高血脂症。《唐本草》曰："汁服主利，洗头及身上疮痒。"《滇南本草》曰："消肉积滞，下气；治吞酸，积块。"《本草纲目》曰："化饮食，消肉积，癥瘕，痰饮痞满吞酸，滞血痛胀。"五诊患者服药后，诸症好转，自汗消失，气短、双下肢浮肿、咳嗽、咳痰减轻，时太息，余无不适，纳好转，眠好转。大便稀(3~4 次/d)，小便可，舌边尖红，体青，苔薄浊，脉沉弦弱。患者诸症皆有所减轻，但仍存太息。太息一症，与肝气郁结证关系密切，肝气郁结证又称肝气郁滞，是因肝的疏泄功能失常引起气机失调所致的病症。多由精神刺激、情志抑郁或其他脏腑病证长期不愈，影响了肝的疏泄功能而致。本症以气郁、气滞等气机失调的病理为特点，常因部位不同而见不同的临床表现。肝属木，心属火，为母子关系，肝脏气机疏泄通畅，有利于心之血脉流通，反之就会出现心脉郁滞，当营养心脏之脉络发生瘀滞气血不流通时则出现左胸痛。肝居右胁，肝气郁滞，则右胁胀满，肝气横逆胸中则胸胁胀痛，易怒，善太息。舌质偏暗有瘀点为血瘀之征，脉弦主肝病或痛证。治以疏肝理气，化瘀通脉之法，使肝气畅达，心脉流通。依据现代医学的认识，郁滞的实质是氧摄取、氧利用障碍，此是疾病发生的基础，可以导致肝病、胃病、脾胃不和等多种疾病。结合本例病人，黄永生教授加用枳壳、青皮以行气疏肝。肝者宜补不宜伐，故疏肝药物较多，但大多数行气之力太过，如枳实、川楝子之辈。而枳壳、青皮无破气之虞，具体讨论如下：枳壳，为芸香科植物酸橙（Citrus aurantium L.）及其栽培变种的干燥未成熟果实。7月果皮尚绿时采收，自中部横切为两半，晒干或低温干燥。性味苦、辛、酸，微寒，归脾、胃经，具有理气宽中，行滞消胀之功效。常用于胸胁气滞，胀满疼痛，食积不化，痰饮内停，脏器下垂等病证。青皮，为芸香科植物橘（Citrus reticulata Blanco）及其栽培变种的干燥幼果或未成熟果实的果皮。5—6月收集自落的幼果，晒干，习称"个青皮"；7—8月采收未成熟的果实，在果皮上纵剖成四瓣至基部，除尽瓤瓣，晒干，习称"四花青皮"。性味苦、辛，性温。归肝、胆、胃经。有疏肝破气，消积化滞的功效。用于胸胁胀痛，疝气疼痛，乳癖，乳痈，食积气滞，脘腹胀痛。《本草纲目》曰："治胸膈气逆，胁痛，小腹疝气，消乳肿，疏肝胆，泻肺气。"《本草图经》

196

曰："主气滞、下食，破积结及膈气。"二药合用，可以行气而不伤气，留气而不留邪，临床应用于肝气郁滞之轻证或者久病重病后体虚患者常常可以收到较好疗效。

例 5：李××，女，68 岁，就诊日期：2018 年 3 月 16 日。

主诉：反复胸闷气短近 5 年，加重伴夜间憋醒半个月。

现病史：患者近 5 年来阵发性胸闷，活动后加重，未予系统诊治，半个月前因劳累后胸闷加重，伴夜间憋醒，遂就诊于"吉大一院"，诊断为"缺血性心肌病，心功能Ⅲ级；胆囊炎"，刻下：胸闷气短，夜间憋醒，时太息，乏力，口干口苦，心烦，怕冷，膝盖以下凉，神疲，头晕，胃痛，胃胀，咳嗽，白痰，纳眠可，大便 3～4 日一行，小便少，双下肢浮肿。舌边尖红，体青紫瘀暗，苔中厚浊腻，脉弦细略数。

辅助检查：心脏超声：左心室舒末径 61mm，EF 值 44%，主动脉弹性减退，舒张功能减退。BP：98/60 mmHg。

诊断：中医诊断：心衰病(阳虚血瘀水结证)。

西医诊断：①冠状动脉粥样硬化性心脏病；②缺血性心肌病；③心功能Ⅲ级。

治则：温阳行气，化瘀利水。

处方：制附子 15 g^(先煎)，山萸肉 60 g，丹参 30 g，砂仁 10 g，降香 10 g，生龙牡各 30 g^(先煎)，磁石 30 g^(先煎)，紫石英 30 g^(先煎)，炒枣仁 30 g，茯苓 30 g，泽泻 30 g，黑丑 10 g，商陆 10 g，木香 5 g，大黄 10 g。6 付水煎服。

二诊：2018 年 3 月 26 日。服前药后，胸闷，气短改善。现症：偶发心悸，夜间阵发性呼吸困难，尿量较前增加，余同前，舌淡瘀暗，苔薄白，脉沉细。BP：110/70 mmHg。

处方：上方去商陆、木香，6付水煎服。

三诊：2018年4月7日。诸症好转，呼吸困难明显减轻，小便正常，大便干，踝部水肿消失，舌青紫瘀暗，脉沉弦细。BP：120/60 mmHg。复查心脏超声：左心室舒末径56mm，EF值50%，主动脉弹性减退，舒张功能减退。

处方：上方加草决明30 g，葶苈子15 g，6付水煎服。后随访病人夜间无憋醒，每日尿量正常。

按语：心衰病性分为虚与实，实证表现为尿少，浮肿，脘腹胀满，唇甲紫绀，脉弦涩或沉结；虚证多见心悸气短，动则尤甚，肢冷畏寒，甚则心悸不止，张口抬肩，烦躁不宁，四肢厥冷，或见五心烦热，两颧泛红，咽干口燥，舌淡苔白厚，或舌边尖红少苔，脉虚数无力，或沉微、结代。本例患者为虚实夹杂，故治以补虚扶正祛邪，选用温阳行气、化瘀利水的救心汤加减治疗。患者胸闷、胃胀，属中焦气机郁滞，故加木香以理气行气，同时佐以大黄通腑气，取肺与大肠相表里之意，通腑泄浊，推陈致新。患者水饮之邪弥盛，故以泽泻、黑丑、商陆以峻下逐水。回顾全方，攻补兼施，驱邪而不伤正，扶正而不敛邪。大剂量的山萸肉，取酸者入肝，虚则补其母之意，补益肝肾，益精助阳。二诊患者邪气渐去，而正气未复，故去商陆、木香，以防止过度攻伐伤正。商陆通二便，逐水、散结，治水肿、胀满、脚气、喉痹，外敷治痈肿疮毒。商陆虽为攻邪之佳品，但有小毒，不可久服，不予赢人，中病即止方为精妙。故黄老于二诊，果断去之，杜其伤正之患矣。木香功善行气止痛、健脾消食。心衰病人虽以心阳虚为本，但中焦脾土失煦，则运化失司，斡旋无力，气机郁滞不行，故佐木香以醒脾。木香可顺气、除胀，效彰力专，亦不可久服，久用过用则耗气，故于二诊取之，效而不过用，甚明。三诊，患者诸症皆消，惟呼吸困难尚在，大便干，故在原方基础之上，加草决明、葶苈子以泻肺平喘，继服则病愈。方中原有大黄，便干，为何没有将大黄加量，因大黄味苦性寒，久用易伤阴，而心衰病人阴伤伴随始终，草决明则有滋阴清热而润下之功，非苦寒泻下，没有大黄劫阴之弊。

例6：孙××，男，38岁，就诊日期：2019年8月7日。

主诉：心悸，夜间不能平卧2个月。

现病史：患者2个月前在"吉大二院"住院，诊断为"扩张型心肌病，心衰"，经西医治疗后，症状略减轻，现为求中医进一步治疗前来我门诊。刻下：心悸，夜间不能平卧，活动后气短，乏力，汗多，时口干，偶太息，四肢不温，余无不适，纳眠可，二便可，舌红，体青紫，苔薄，脉沉细弱，双下肢浮肿。

辅助检查：心脏超声：全心增大，以左心为主，左室舒末径68mm，左室收缩功能减退，EF值44%。BP：120/80 mmHg。

既往史：否认冠心病、高血压、糖尿病史。

诊断：中医诊断：心衰病（阳虚血瘀水结）。

西医诊断：①扩张型心肌病；②心功能Ⅳ级。

治则：温阳益气，化瘀利水。

处方：救心汤加减。

制附子30 g^(先煎)，干姜15 g，炙甘草15 g，桂枝10 g，山萸肉120 g，丹参30 g，砂仁10 g，降香10 g，生龙牡各30 g^(先煎)，磁石

30 g^{（先煎）}，紫石英 30 g^{（先煎）}，炒枣仁 30 g，黑丑 15 g，商陆 15 g，木香 10 g，大黄 15 g，10 付水煎服。

二诊：2019 年 8 月 23 日。服上药，心慌、气短、乏力、口干减轻明显。现症：时心悸，汗多，太息，晨起咳嗽，白痰泡沫，余无不适，纳眠可，大便稀（5～6 次/d），小便可，舌红，体瘀暗，苔薄，脉沉弦细，双下肢轻度浮肿。BP：110/70 mmHg。

处方：去大黄、木香、商陆，加三七 6 g^{（吞）}，莪术 10 g，坤草 30 g。10 付水煎服。

三诊：2019 年 9 月 10 日。服上药，诸症好转，心悸消失，双下肢浮肿、乏力、气短、自汗、太息、口干减轻，现略觉乏力，咳嗽，咳痰，余无明显不适，纳眠可，大便好转，小便可，舌红，体略暗，苔薄，脉沉弦细。BP：120/90 mmHg。

处方：上方去三七、莪术。服 10 付。

四诊：2019 年 9 月 25 日。服上药，诸症好转，气短减轻，口干消失。偶心慌，乏力，偶太息，咳嗽，咳痰减轻，纳差，眠差，自汗，大便稀（3～4 次/d），小便可，舌红，体青淤暗，苔薄，脉沉弦细。双下肢无浮肿。BP：90/70 mmHg。

处方：上方去黑丑，加焦三仙各 15 g。10 付水煎服。

五诊：2019 年 10 月 10 日。服上药，诸症好转，自汗消失，偶气短，时太息，余无不适，纳好转，眠好转，大便略稀，小便可，舌边尖红，体青，苔薄浊，脉沉弦弱，BP：90/60 mmHg。复查心脏超声：左室舒末径 60mm，左室收缩功能减退，EF 值 52%。

处方：上方加枳壳 10 g，青皮 10 g。10 付水煎服。随访患者诸症消失，已能正常上班，嘱其避免过劳及外感。

按语：扩张型心肌病是心脏常见疾病之一，临床表现以水肿、胸闷等为主，预后多不良。早期扩张型心肌病并无典型临床表现，中、晚期时可有明显心腔扩大、心脏节律改变，甚至可并发血栓、感染等并发症，尤其是并发心力衰竭时，治疗十分棘手。中医认为此病的发生多原于先天肾精亏虚。《灵枢·经脉》云："人始生，先成精"，肾所藏精是构成人体生长发育和生殖的最基本物质，禀受于父母，在男女交媾之时已形成，称为先天之精，储有遗传信息。这类人群虽然先天肾气不足，但在男子四八或女子四七之前，天癸盛，冲脉和，阳气勃发，机体阴阳尚能平衡，故多不发病，而男子在四八或女子在四七以后，肾气由盛极而始衰，或后天过劳纵欲等多种因素维护不当，先天不足之征象即呈现出来，所以这类人群发病多为青壮年。该患 38 岁发病，发病即出现心肾阳虚之证候特点，所以治疗温阳益气为根本大法。一诊患者心慌，夜间不能平卧，气短，乏力，自汗，为阳气不足，胸阳不振；口干，舌红，体青紫，苔薄，脉沉细弱，为血瘀阴伤。加减救心汤为黄永生教授治疗慢性心衰的经验处方。方中附子温阳，与干姜配伍其温阳之力倍增，所谓"附子无姜不热"；附子与桂枝配伍，可以宣通阳气，利于化气行水；炙甘草既能解附子之毒，又能扶正缓中；山萸肉为救脱第一要药，其大量应用，既能收敛元气，又有条畅之性，可助附子固守已复之阳，挽五脏气血之脱；龙骨、牡蛎固肾摄精，收敛元气；磁石、紫石英吸纳上下，维系阴阳；丹参、砂仁、降香理气化瘀，辅以大黄、黑丑、白丑、木香以利水行气消肿，标本兼治以达到更好的疗效。本案中附子与山萸肉用量较上一个病案大，主要因为此病人为年青发病，正值肾气盛隆之时却已一派虚损之象，《素问·生气通天论篇》言"阳气者，若天与日，失其所，则折寿而不彰"，重剂四逆辈以振不足之元阳。现代药理研究皆证实附子及山萸肉均有强心之效。二诊患者服药后，心慌、气短、乏力、口干减轻明显，仍有自汗，太息，晨起咳嗽，白痰泡沫，余无不适，纳眠可，大便稀（5～6次/d），小便可，舌红，体瘀暗，苔薄，脉沉弦细。患者痰白有泡沫，为水气上泛所致，故原方基础上加坤草以利水化痰。患者舌体瘀暗，故上方加三七、莪术以增加活血化瘀力量，并去掉峻下的商陆、大黄及木香，以免攻伐正气。三诊患者服药后，心慌消失，乏力、气短、自汗、太息、口干减轻，略觉乏力，咳嗽，咳痰，余无明显不适，纳眠可，大便好转，小便可，舌红，体略暗，苔薄，脉沉弦细。患者各项症状均有所减轻，心慌消失，但患者随着瘀血渐去，出现乏力症状，考虑破血之力过大，故于上方去三七、莪术，主方不变，继续治疗。四诊患者服药后，诸症好转，双下肢浮肿消退，气短减轻，口干消失，偶心慌，乏力，偶太息，咳嗽，咳痰，自汗，纳差，眠差，大便稀（3～4次/d），小便可，舌红，体略暗，苔薄，脉沉弦细。患者经过前三诊治疗后，诸症好转，但近日出现了纳差，眠差。鉴于胃不和则卧不安，故考虑长期罹患疾病，导致脾胃之气渐弱，故于原方基础上，加焦三仙以顾护胃气，培土固本，因小便正常，已无浮肿，故去黑丑以防过度利水而伤阴。五诊患者服药后，诸症好转，自汗消失，气短、双下肢浮肿、咳嗽、咳痰减轻，时太息，余无不适，纳好转，眠好转。大便稀（3～4次/d），小便可，舌边尖红，体青，苔薄浊，脉沉弦弱。患者诸症皆有所减轻，但仍存太息。枳壳、青皮二药合用，可以行气而不伤气，留气而不留邪，临床应用于肝气郁滞之轻症或者久病重病后体虚患者常常可以收到较好疗效。

4.2 动态诊疗医案分析

目的：以下 2 例典型患者为例，运用柱状图、折线图方式，记录其疗效变化及药物服用情况，进行典型医案分析，总结病案疗效变化影响因素，归纳长时间病案诊疗波动情况，明确用药思路。

案例 1：高某某，女，71 岁

病情概述：患者主诉为胸闷、气短 17 年，主要症状有心悸、胸痛、心烦、疲倦乏力、太息、口干苦、目干涩，怕冷、膝及以下凉，双下肢轻度水肿、头晕、耳鸣耳聋、腰酸痛、惊恐怕声、眠差；舌脉：舌边尖红，体青紫瘀暗，边有齿痕，苔薄，有瘀斑，脉沉弦细。血压：120/70 mmHg，既往史：美尼尔综合征 10 年，心衰 10 年，胆囊炎 7 年，高血压病 4 年。于 2019 年 4 月中旬就诊，截止收录前，共就诊 38 次，首诊及复诊均有辅助检查(心脏彩超及生化检查)。

治疗分析：患者气短乏力、怕冷、膝及以下凉，结合其舌苔脉象，辨证为阳气亏虚、气滞血瘀证，以益气、温阳、化瘀为主要治疗方法，初诊心脏彩超提示 EF 值为 36.3%，用温阳药物以温脾肾之阳，鼓动心气心阳，加丹参、三七、龙骨、牡蛎增加化瘀之效。患者服用一月后，症状明显改善，复查心脏彩超 EF 值为 38.6%，判断益气、温阳、化瘀有效。之后患者一个月后再次复诊，而后从 2020 年 6 月至 2020 年 12 月，由每月复诊改为半个月复诊。在 1 年半的治疗过程中，患者的心脏彩超 EF 值有所波动，但均比首诊时的射血分数要高。在治疗过程中，增加制附子、炙甘草、干姜用量以加强温阳效果，去三七，加用水蛭、僵蚕增加化瘀散结之效，加用人参以增益气之功。并且在增加附子、水蛭等药物用量时患者症状改善，且射血分数也呈整体提升趋势。故患者病因病机为阳气虚血瘀，不能轻易减去温阳、益气、化瘀等药物。患者用药情况及疗效变化见图3-7。

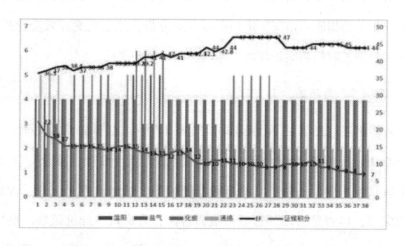

图3-7　案例1疗效及用药分析图

注：横坐标为就诊次数，纵坐标左侧为药物数量的坐标轴，右侧为射血分数（EF）及证候积分的坐标轴，蓝色折线为每次就诊心脏彩超的射血分数，绿色折线表示每次就诊的证候积分，柱状为各类药物的数量统计。

温阳助阳药物：附子，干姜，桂枝等；活血通络药物：川芎，丹参，三七，水蛭等；益气药物：黄芪，人参，甘草等。

案例2：郭某某，男，53岁

病情概述：主诉为胸闷、气短、乏力10余年。现主要症状有：胸痛，后背痛，乏力，气短，活动后气喘，心悸，怕冷，手足凉，心烦，口干，目干涩，腰酸痛，烧心，反酸，打嗝，耳鸣，自汗，左侧肢体活动不利，纳可，眠差，大便稀，小便可；舌脉：舌淡体青紫，有齿痕，苔薄，脉沉弦细。既往史：脑梗死 3 年，心肌梗死病史 3 年余，PCI 术后 3 年。患者初诊日期：2018-11-14，截至收录病例前，共就诊 33 次，历时 2 年半，前期复诊平均间隔为 15 日，后期为 23 天，中间有停药 3 次，时长为 3 个月。截止收录前，共就诊 34 次，首诊及复诊均有辅助检查（心脏彩超及生化检查）。

治疗分析：患者初诊主症胸痛、气短、乏力、怕冷、膝及以下凉、腰酸痛，结合其舌苔脉象，初步辨证为心肾阳虚、气滞血瘀证，在前期以益气温阳、活血化瘀为主，中间患者病情出现变化，有出现风邪犯肺或痰饮阻肺症状，治疗随之调整，以温肺化饮、止咳平喘或燥湿化痰为主。在前 11 诊，复诊间隔为 15 天，用药在初诊基础上调整，附子用量为稳定逐渐增加状态，其余调整主要体现在补肾、活血化瘀方面，患者无不适反应，复诊时症状均有好转。第 12 次就诊患者怕冷基本消失，手足凉明显改善，此次重新调整药方，附子用量减至一半，以益气温阳、化瘀通络为主；第 13 次就诊时后背痛基本消失，乏力明显缓解，至第 20 诊，患者初诊时主症均有明显改善或消失，以脾胃症状为主，主要病机为脾气阳虚、气机阻滞，先予补益中气、理气和胃药物，以黄芪、白术、枳壳、青皮为主，又在此基础上增加附子用量及补肾药物，以仙灵脾、枸杞子等为主。在治疗期间，患者复查心脏彩超提示 EF 有上下波动，但整体水平是提升的。患者用药情况及疗效变化见图 3-8。

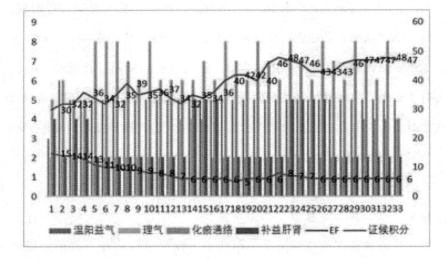

图 3-8　案例 2 疗效及用药分析图

　　注：横坐标为就诊次数，纵坐标左侧为药物数量的坐标轴，右侧为射血分数及证候积分的坐标轴，蓝色折线为每次就诊心脏彩超的射血分数，绿色折线表示每次就诊的证候积分，柱状为各类药物的数量统计。

　　温阳益气药物：附子，干姜，桂枝，山萸肉，黄芪，人参，甘草等；活血通络药物：丹参，三七，莪术，水蛭，降香，僵蚕等；理气药物：青皮，枳壳，香附等；补益肝肾：枸杞子，巴戟天，仙灵脾，牡蛎等。

　　综上，通过动态对医案、疗效波动、服药情况及黄永生教授用药经验等总结，结合其他医案综合分析，现总结出需要关注的因素如下：

　　（1）治疗后患者症状有明显改善，从明显改善到结束治疗，建议逐步减少药味、药量，且在停药前缩短复诊时间，及时调整用药方案。

　　（2）在病情稳定计划减停药物时，从药物选择及药量上调整，首先变动的是活血化瘀类药物，益气温阳类药物最后变动。

（3）在温阳益气药物中，炙甘草和干姜随着附子的变化而加减，最大均为 60 g 不再变化。且在前期治疗中，附子与人参药量变化与症状改善有量效关系，建议在后续证候积分减少、EF 明显改善的情况下，找到制附子及人参的最佳用量。

（4）在化瘀通络药物方面，三七与莪术配伍使用，丹参、水蛭等药物组成丹蛭饮，其活血化瘀力量要强于三七、莪术，根据患者情况变化使用。

（5）佐药多配伍理气药物，陈皮、香附、枳壳、青皮等频率较高，从肝论治，增加益气温阳、化瘀通络的功效。佐药砂仁有健脾开胃，引火归元之效。

（6）在收集的前期病例中麝香用得较多，虽然在近几年的后期病例中麝香明显减少，但适当加重的水蛭用量，仍体现对活血化瘀的看重。

（7）在益气药物应用方面，2016 年后逐渐加重了人参、黄芪的用量，2019 年后水蛭、三七的用量也有所加重，考虑原因有二：a. 重视益气化瘀的治疗原则；b. 药物功效下降。

（8）在治疗过程中重视阳气，注重调护胃气，调畅气机。

第四章 眩 晕

1. 先生阐述

眩晕是一种常见的疾病，临床上主要以头晕、眼花为主要症状，或伴有恶心呕吐、面色苍白、汗出，甚至突然昏倒的一类病证，眩即眼花或眼前发黑，晕指头晕，西医中的美尼尔综合征、高血压病等都能引起眩晕。本病的病理性质为虚实夹杂，但以虚证多见。《灵枢》中提到"上虚则眩"，即眩晕以虚证为主，张景岳认为"无虚不作眩"，故在治疗上认为"当以治虚为主"；朱丹溪则认为"无痰不作眩"，故治疗时应以治痰为主。所以在临床上治疗眩晕的患者，要分清虚实，辨证施治。

近年来高血压的患者逐年增多，甚至出现年轻化态势，我们必须认识到肝肾失调是发病基础，毒伤血络是病机关键。《内经》中有"阴虚而阳盛""肝气上从"的记载，《素问·至真要大论》曰"诸风掉眩，皆属于肝"。肝藏血，主疏泄，体阴而用阳，在正常情况下调节着人体气机的升降出入。肾主藏精，内蕴人体之真阴真阳，为阴阳之根本。生理条件下，肝之与肾，母子相生，乙癸同源。肝肾交融，阴阳升降有序，气血冲和，血压得以维持正常。病理条件下，咸食、饮酒、肥胖、情志不遂、年老等因素引起肝肾受损，如肝阴不足，阴不潜阳，或肾水亏损，水不涵木，致肝肾阴阳失调，气血运行不畅，就形成了以眩晕、头痛为主要表现的高血压病。邓铁涛在谈到阴阳失调是高血压病基础时说："肝肾为全身阴阳气血调节中心，长期肝肾失调必导致全身阴阳气血调节紊乱，痰浊、瘀血、内风由此而生，于是发生本病的各种严重并发症。"因此，肝肾是机体阴阳气血调节的中心环节，肝肾阴阳失调是高血压病的发病基础。正如叶天士《临证指南医案》载"夫阳动莫制，皆脏阴少藏，自觉上实下虚""水亏不能涵木，厥阳化风鼓动，烦恼阳升，病斯发矣"。

现代研究表明，肝气郁结证与神经功能失调密切相关，肝气郁结证可见情绪波动、精神紧张等情绪反应，这可导致大脑皮层兴奋抑制功能失调，影响皮层下血管舒缩中枢，引起持续血管运动神经的冲动占优势，从而使全身小动脉收缩，外周阻力增高而发病。肝气郁结证与植物神经功能失调也密切相关，长时间的情绪反应可导致交感神经兴奋作用于心肌受体，使心率加快，心收缩力增强，心输出量增加；作用于血管受体，使小动脉收缩，外周阻力增高而导致动脉血压升高。现代医学证实，高血压之肝肾阴阳失衡与血管紧张素、去甲肾上腺素、肾上腺素、内皮素、血栓素等升高及一氧化氮、降钙素等降低相关。

"毒"本义是指毒草，中医学对毒的认识涉及病因、病机、诊断、治疗、处方用药等多方面。从病因角度来看，毒有外毒和内毒之分，外毒是指由外而来，侵袭机体并造成损害的一类病邪，包括外感六淫、疠气、药物毒、食物毒、酒精毒及虫毒等。内毒是指机体在代谢过程中，由脏腑功能紊乱，阴阳气血失调，导致机体内环境失衡，从而产生超越阴阳平衡的、机体又不能及时排除、能够败坏机体组织功能的有害物质，如痰浊郁而化毒则为痰毒；瘀血日久则成瘀毒；阳明热盛，大便燥结，久成粪毒；肾气败坏，气化失职，尿液不能排出，蓄积日久而成尿毒等。络者，络脉也。《灵枢·经脉》曰："诸脉之浮而常见者皆络脉也。"络脉的分布极为广泛，是纵横交错，遍及全身，内络脏腑，外络肢节的网络循环系统，具有双向性和满溢灌注的特点，能使经脉中的气血流溢于络脉，又通过络脉散布于脏腑肌腠之中，还可通过散布于脏腑肌腠的气血渗入络脉而灌注于经脉，因此具有维系气血、津液双向流动、渗灌及调节全身血量的功能。生理状态下对机体的气血阴阳和脏腑组织功能发挥调节作用。由于络脉是沟通内外的桥梁，又是气血汇聚之处，故也成为外邪入侵的通路和传变途径。当肝肾阴阳失调，气机不流贯，"营气不畅则生毒"，浊毒内生，败坏血络，络伤则阴阳失衡，脏腑、经络、气血功能紊乱而发为本病。同时，络伤不能御邪，外来或内生之毒不能及时排出体外，蕴积痹阻于络脉，功能失常，加重了脏腑虚实以及气血阴阳偏盛偏衰的病理变化。由此可见肝肾失调，毒伤血络是一个复杂的正负反馈机制，最终致血压升高，诸变由生。与中医学的络脉比较，西医学之微循环及微血管在分布、结构和功能上与其非常相似，从现代医学角度来看，毒的来源包括人体正常所需的生理物质由于功能失调或障碍超出其生理需要量而转化为致病的毒，如过量的内皮素、血栓素、血管紧张素，也包括病理情况下产生和分泌的一些物质，如黏附分子、内皮生长因子、血小板衍生生长因子等的高表达，还包括机体在代谢过程中产生的各种废物，如毒性氧自由基、炎性介质、过敏介质等。正常情况下血管内皮细胞调控着血管平滑肌的舒缩、增殖和抗血栓等重要功能。当内皮受损时，内皮细胞分泌的多种活性物质对血管张力调节失衡，如内皮素与一氧化氮、血栓素与前列环素等平衡失调，使缩血管物质增多，一些因子如炎症介质刺激，使黏附分子高表达，出现细胞与细胞之间以及细胞与基质之间的黏附，另外过多的血管紧张素促进平滑肌细胞增殖等，引起血管壁增厚，管腔狭窄。上述因素的综合作用，导致血管收缩舒张机制失衡，外周阻力升高，血压增高。因此高血压的发生与血管内皮受损而产生的内皮素、血管紧张素、黏附分子的高表达等"毒"密不可分。这与中医学"毒伤血络"致高血压的理论相一致。

从肝肾失调、毒伤血络论治高血压病。高血压病的发生是一个长期的慢性病理过程，在高血压病的发生发展过程中，贯穿着阴阳消长的变化，故而治疗重点在于调整肝肾、化瘀通络，促使机体阴阳重新恢复平衡，所谓"谨守病机，各司其属，疏其血气，令其条达，而致和平"。从整体观念出发，可从调肝、补肾入手。《临证指南医案》云："下虚者必从肝治，补肾柔肝，育阴潜阳，镇摄之治是也。""毒"的形成，多源于痰浊瘀血，痰浊之邪性黏腻而胶固，瘀血亦胶着而凝滞，二者互结更为顽固。所以高血压的治疗需较长的时间。丹溪云："久得涩脉，痰饮胶固，脉道阻滞也，卒难得开，必费调理。"《医宗金鉴》说"痰积流注于血、与血相搏"，治之"当以散结顺气、化痰和血"。法《内经》"去苑陈莝"之旨，解毒通络，使气血调和，经脉畅通，利于祛除毒邪，达到机体功能恢复之目的。根据肝肾失调，毒伤血络的病机关键，制定了调整肝肾、解毒通络的基本治法，以此为依据研制的夏膝口服液经实践应用证明临床疗效确切，与西药合用，可起到减毒减量增效的作用，并能明显改善患者的自觉症状，保护靶器官，极大地提高了患者的生活质量。

夏膝口服液全方由夏枯草、牛膝、茺蔚子三味药物组成。其中夏枯草味苦辛、性寒，归肝、胆经。《本草通玄》曰："夏枯草，补养厥阴血脉，又能疏通结气"，《本草求真》曰："今虽寒而味则辛，凡结得辛则散，其气虽寒犹温，故云能补血也，是以一切热郁肝经等证，得此治无不效。"故夏枯草既可补益肝之阴血，又可清肝之热邪。《本草正义》曰："夏枯草之性……苦能泄降，辛能疏化，善于宣泄肝胆木火之郁窒，而顺利气血之运行。"故其又有疏通气血之功。综上所述，夏枯草具有滋阴潜阳，通络散结之功，其滋阴潜阳用以纠正高血压之阴阳失衡，而通络散结之能恰以调畅营气以散毒，是该方之君药。张锡纯认为"人身气血随气流行，气之上升者，可使脑部充血""脏腑之气有升无降，则血随气升者过多，遂至充塞于脑部"，故病邪入脑是发生高血压病的主要病机。经脉有行气血而营阴阳之功，而冲脉又为经脉之海，因此引血下行就在于使冲脉气血升降正常。"肝火之升、冲气上冲又多因胃气不降而增剧"，所以清泄阳明之热、降其逆气在引血下行中具有重要意义。张氏认为"冲脉为肾脏之辅弼，气化相通，肾虚之人，冲气多不能敛降，肝冲之气不上干，则血之上充者自能徐徐下降"，提出治疗高血压病用引血下行法。引血下行就在于调整气血升降失常而愈疾。大量研究资料表明高血压病血瘀病理的存在，引血下行乃是预防瘀血形成的重要手段。张氏认为"气血上逆，多因冲气上冲，实亦下行之路有所壅塞"，故其善用一些下行通路之药以辟下行之路，并认为牛膝补肝肾、强腰膝、通淋、开血枯经闭而最善引血下行。牛膝味甘酸，性平，归肝、肾经。《药品化义》曰："牛膝，味甘能补，带涩能敛，兼苦能下，用之入肾。"《医学衷中参西录》曰："牛膝，原为补益之品，而善引气血下行。"故牛膝具有补益肝肾，滋阴潜阳之功，为臣药。茺蔚子味甘、微寒、性凉，归肝、心包经。朱震亨曰："茺蔚子活血行气，有补阴之功。"故其具有滋补肝肾之阴，活血通络之能，为佐使药。三药组合滋阴潜阳治其本，活血通络除其毒，实为标本兼顾之举，具有滋阴潜阳、活血通络之效，使肝肾阴阳平衡，气血畅通，营行毒除而降压。

动物实验表明，夏膝口服液能改善自发性高血压大鼠类似肝阳上亢的行为状态，能降低血清儿茶酚胺水平，而血清儿茶酚胺水平增高与肝阳上亢、血压升高具有相关性，说明其通过调整肝肾阴阳平衡以降低血清儿茶酚胺水平，从而起到降压作用。夏膝口服液能降低血浆肾素活性，降低血管紧张素浓度，抑制血管内皮细胞间黏附因子-蛋白及血管紧张素受体型蛋白表达，而上述因素的高表达所引起的内皮损伤是导致高血压发生的原因之一，该结果为夏膝口服液的解毒通络作用提供了实验依据。同时该研究表明夏膝口服液能改善体内细胞因子、神经递质、内分泌激素间的失衡状态，通过发挥神经内分泌免疫网络的整体调整作用，达到降压和逆转靶器官损害的目的。这提示虽然中药的靶向性没有西药敏感，但可以发挥整体调节的优势，改善全身症状，恢复机体的自稳功能状态。

结语：高血压病基本病机特点为本虚标实，本虚为肝肾阴阳失调，络脉气血空虚，以肝肾为根本。标实多为瘀血、痰浊、湿阻、浊毒内生等。病机关键是毒伤血络。针对这一病理特点，确立调整肝肾阴阳，解毒通络的治疗法则。应该指出，该法在高血压病的治疗中有重要意义，但并不是该病的唯一治法，而应结合中医辨证正确认识和理解毒邪在高血压病中作用的不同病机变化，随证治之，注重个体化与治病求本相结合，如此有助于提高疗效，丰富高血压病中医病机理论，为中医治疗高血压病提供新的思路和途径。

2. 学生传承

眩晕，《中医辞海》又称眩运，临床上表现为头旋眼花，是目眩与头晕的总称，目眩即眼花或眼前发黑，视物模糊，头晕是感觉自身或外界事物旋转，站立不定，二者常并见，故统称"眩晕"。而临床上眩晕的发生，由各种不同的病理因素所致，但最为常见的主要为"痰""虚"，如张景岳认为"无痰不作眩"；朱丹溪认为"无虚不作眩"。显然历代医家对眩晕的认识各有不同，眩晕的病机虚实寒热并见，错综复杂。

眩晕是以虚实致病，虚者以内伤为主，有因气血亏虚、肾精不足、脑髓失养所致者；实者以本虚标实为患，有因肝肾阴虚、肝阳上亢、风邪上扰清窍所致者；有因脾虚不运，痰湿中阻所致者；有因瘀血痹阻脑窍所致者。

黄永生教授一直以来强调中医的发展在学术，学术的基础是临床，临床的关键是疗效。指导学生具备了扎实的理论基础后，必须经过临床大量病案诊治的检验，才能学验俱丰，在诊治疾病时才能得心应手。《内经》中"观其脉证，知犯何逆，随证治之""有者求之，无者求之"，提醒我们辨证论治是中医诊治的核心。也就是踏踏实实做临床，必须在望、闻、问、切四诊合参的基础上，分析疾病的病因，明确病变部位，判断正邪的消长及疾病发展情况，并加以综合归纳，确定病机的关键，予以相应的治疗，并具备理法方药齐全，君臣佐使配伍用药等一整套规律，而形成以"证"为核心的"同病异治，异病同治"的格局。只有辨证论治，才能全面而有侧重地用药；只有辨证用药，才能做到既针对疾病的主要矛盾，又注意兼顾疾病的次要矛盾，既注意疾病引起的整体变化，也注意疾病引起的局部改变，掌握好共性与个性，有助于提高疗效。同时黄永生教授提出"认真读经典"的理念，其是基于对以往"名医"成长经验的归纳总结。几千年来，中国历代名医（包括现代名老中医）都是熟读中医经典，运用古代中医经典理论来指导认识和防治疾病的辨证论治思维、方法及用药原则，并获得"简、便、廉、验"的临床疗效。

眩晕是临床最常见的症状之一，表现为头晕目眩，轻者头晕眼花，重者如坐车船，旋转不定。西医上认为眩晕为自身与周围物体的位置关系改变主观上的错觉，如美尼尔综合征、颈椎病、高血压病、低血糖等。而中医上有《素问·至真要大论》曰"诸风掉眩，皆属于肝"，《灵枢·海论》曰"脑为髓之海……髓海不足，则脑转耳鸣，胫酸眩冒"的记载。《景岳全书·眩晕》指出"眩晕一证，虚者居其八九"，强调"无虚不作眩"，治疗上当以"治虚为主"。《丹溪心法·头眩》认为"无痰不作眩"，指出"治痰为先"。历代医家关于眩晕的描述很多，临床上眩晕也总是虚实寒热并见，错综复杂，常分为肝阳上亢、气血亏虚、肾精不足、痰浊中阻四大证候。

黄永生教授从事于中医药临床事业50余年，或传道授业，或悬壶济世，在临床上遵《内经》"治病求本""疏其血气，令其调达，而致平和"的宗旨，确立标本同治的相应治则。以整体观念为辨证指导思想，重在治本，调整阴阳。眩晕病患者除见肝肾失调症状外，其体征常有口唇暗红，舌质暗红或紫暗，舌下络脉青紫等末梢循环障碍的表现，这些正是络脉分布以及络病之表现。若病情得不到及时有效的治疗，其病变所侵及的脏腑往往多为心、脑、肾以及眼底等血流丰富之处，而这些脏器又恰好为中医学所述络脉汇集之处，每一言及络脉，必不离这些脏腑而论，由此推出肝肾失调、毒伤血络可致眩晕病。黄永生教授认为肝肾失调是发病基础，毒伤血络是病机关键，《内经》中有"阴虚而阳盛""肝气上从"的记载。肝藏血，主疏泄，体阴而用阳，在正常情况下调节着人体气机的升降出入。肾主藏精，内蕴人体之真阴真阳，为阴阳之根本。生理条件下，肝之与肾，母子相生，乙癸同源。肝肾交融，阴阳升降有序，气血冲和，血压得以维持正常。病理条件下，咸食、饮酒、肥胖、情志不遂、年老等因素引起肝肾受损，如肝阴不足，阴不潜阳，或肾水亏损，水不涵木，致肝肾阴阳失调，气血运行不畅，就导致了眩晕、头痛等症状发生。邓铁涛教授也说过："肝肾为全身阴阳气血调节中心，长期肝肾失调必导致全身阴阳气血调节紊乱，痰浊、瘀血、内风由此而生，于是发生本病的各种严重并发症。"因此，肝肾是机体阴阳气血调节的中心环节，肝肾阴阳失调是疾病的发病基础。正如叶天士《临证指南医案》载"夫阳动莫制，皆脏阴少藏，自觉上实下虚""水亏不能涵木，厥阳化风鼓动，烦恼阳生，病斯发矣"。

现代研究表明，肝气郁结证与神经功能失调密切相关，肝气郁结证可见情绪波动、精神紧张等情绪反应，这可导致大脑皮层兴奋抑制功能失调，影响皮层下血管舒缩中枢，引起持续血管运动神经的冲动占优势，从而使全身小动脉收缩，外周阻力增高而发病。肝气郁结证与植物神经功能失调也密切相关，长时间的植物神经功能失调也会导致血压升高。

黄永生教授立足于多年的临床实践，认为眩晕病机根本在于肝肾阴阳失调。则病位在血络，与肝肾关系密切，其发生多由咸食、饮酒、肥胖、情志不遂、年老等因素引起肝肾受损、气血运行不畅，"营气不畅则生毒"，浊毒内生，败坏血络，络伤则阴阳失衡而发为本病。《内经》云："阴虚而阳盛，肝气上从"，其病机关键为肝肾失调、毒伤血络。在眩晕的发生发展过程中，同样贯穿着阴阳消长的变化，治疗的着重点在于调整肝肾阴阳的平衡。所谓"谨守病机各司其属，疏其血气，令其条达，而致和平"。从整体观念出发，从调肝、补肾入手，正如《临证指南医案》云："下虚者必从肝治，补肾柔肝，育阴潜阳，镇摄之治是也"。以此为依据，黄永生教授与其弟子研制了"夏膝口服液（夏枯草，牛膝，茺蔚子）"，三药组合具有滋阴潜阳、活血通络之效，使肝肾阴阳平衡，气血畅通，营行毒除。另外在治疗过程中应注重滋阴潜阳，调畅气血，以达到"疏其气血，令其调达"的目的，即气血调畅毒自除。通过调整肝肾阴阳，解毒通络达到止眩目的。临床验证夏膝口服液与西药合用，可起到减毒减量增效的作用，并能明显改善患者的自觉症状，保护靶器官，极大地提高了患者的生活质量。

黄永生教授重视肝肾二脏在眩晕治疗中的地位，肝主疏泄，与眩晕的发生密切相关，人的情志、心理活动无时不在变化。由于情志失常，肝气郁结，气郁化火，火盛伤阴，阴不制阳，肝阳偏亢，气上于巅，气机逆乱，清窍不利而引起眩晕。北方人口重，而《素问·藏气法时论》提出："盐能胜血"，即咸能入肾伤血，伤阴，而致肝肾阴虚，故过用咸食，久则伤肾，使肾阴亏虚。肝肾同源，水不涵木，致肝阳偏亢，阳亢化风，风阳上扰，形成眩晕。基于这样的认识，黄永生教授创立了"调整肝肾以治风"的治疗大法。针对阴虚气滞者，自拟方稳心 1 号（生地、熟地、柴胡、山萸肉、五味子、枸杞子、香附、山药、枳壳、青皮）养阴理气。熟地、生地、山萸肉、枸杞子、山药滋补肝肾之阴，育阴涵阳，达到平肝熄风的功效。针对肝郁气逆，治以平降肝气为法，调畅气机，常用的药物有元胡、旋覆花、川楝子、枳实等。配以柴胡、香附疏肝理气，合青皮、枳壳疏肝理气而不伤正，取其理气行滞止痛之效。养血柔肝加当归、白芍，滋肝阴加女贞子、墨旱莲，平肝熄风用天麻、钩藤，凉肝加丹皮、赤芍，兼顾脾胃之气常加陈皮、白术、苏梗，古人常说"脾胃为后天之本""有胃气则生，无胃气则死""胃纳百川，为生生之源"。清代名医叶天士对久病体弱，上中下三焦俱损，主张先治其中，调理脾胃，使药饵可进，饮食加餐，气血阴阳虽亏亦复。故调中即是固本，固本着重脾胃。李东垣重升阳扶脾，叶天士主养阴益胃。《医学心悟》作者程钟龄也强调："相其机宜，循序渐进……谷肉果菜，食养尽之，以抵于平康。"注意饮食，调理脾胃，是治疗中不可忽视的重要一环。以上均取于"调整肝肾以治风"，共奏滋肾疏肝，调整阴阳气机之法。如《内经》所云："肝苦极，急食辛以散之，甘以缓之，酸以收之"，与经典理论如出一辙。

　　本病基本病机特点为本虚标实，本虚为肝肾阴阳失调，络脉气血空虚，以肝肾为根本；标实多为瘀血、痰浊、湿阻、浊毒内生等。病机关键是毒伤血络。针对这一病理特点，确立了调整肝肾阴阳、解毒通络的治疗法则。应该指出，该法在眩晕病的治疗中有重要意义，但并不是该病的唯一治法，而应结合中医辨证正确认识和理解毒邪在眩晕病中作用的不同病机变化，随证治之，注重个体化与治病求本相结合，如此有助于提高疗效，丰富眩晕病中医病机理论，为中医治疗眩晕病提供新的思路和途径。

3. 既往研究

3.1 实验一 夏膝口服液对 SHR 大鼠血压的影响

（1）实验材料

①实验动物

选择 12 周龄的雄性 SHR 大鼠 50 只，相同周龄的雄性 Wistar-Kyoto 大鼠（WKY）10 只，体重 230±18 克，大鼠均购自北京维通利华实验动物技术有限公司，许可证号：SCXK（京）2002-0003。

②实验药品

夏膝口服液（由长春中医药大学第一附属医院制剂室提供，60 mL/瓶，批号：030108）；

卡托普利片（上海华氏制药有限公司，批号：050502）。

③实验仪器

BP-6 无创动物血压测量系统，由成都泰盟科技有限公司研制。

（2）实验方法

①实验分组

待大鼠适应环境血压稳定后，将 50 只 SHR 大鼠按血压分层，然后按随机数字排列表分为 5 组，每组 10 只，分别设为 SHR 空白组，卡托普利组，夏膝口服液高剂量组、中剂量组、低剂量组，另取 WKY 大鼠 10 只作为对照，称为 WKY 组。

②给药剂量及途径

六组大鼠每天上午 9：00—10：00 按下列剂量灌胃给药 1 次：高剂量组给予夏膝口服液 43.2 g/kg·d⁻¹，中剂量组给予夏膝口服液 21.6 g/kg·d⁻¹，低剂量组给予夏膝口服液 10.8 g/kg·d⁻¹，SHR 空白组及 WKY 组给予蒸馏水 1 mL/100 g·d⁻¹，卡托普利组给予卡托普利 0.0125 g/kg·d⁻¹（以上各种药物的剂量根据动物体表面积比率换算等效剂量折算），各组灌服量均为 1mL/100 g·d⁻¹，共进行 8 周。

③测压方法

采用 BP-6 无创动物血压测量系统测定实验前及实验后第 4、8 周大鼠的血压值，每次均连续测量 3 次，取平均值。

a. 将大鼠装入鼠笼，整体放入到加热箱内，然后将大鼠鼠尾穿过阻断器，同时打开脉搏探测器放入鼠尾并固定好；

b. 使用专门的连接线连接加热箱控制面板脉搏传感器接口与通用 8 道系统；

c. 打开加热箱电源开关进行加热，可将温度设置为 38℃，等到箱体内温度恒定 5 min 后，再将温度降到正常的 37℃；

d. 打开 TM_ WAVE 软件，然后从实验项目菜单中选择"无创血压测量"命令；

e. 选择工具条上的"启动实验"按钮，打开记录系统，待脉搏波均匀出现时，用充气囊使阻断器内的压力升高到脉搏波完全消失，再加压升高 30 mmHg，然后通过充气囊阀门缓慢放气逐渐降低阻断器内压力，从开始放气到管道内压力为零一般维持时间 5~6 s，仔细观察脉搏波从被阻断到再次出现第一个波的时间，这第一个波出现时所对应的压力即为收缩压。

④统计学处理

采用 SPSS 11.5 软件进行处理,实验数据用均数加减标准差($\bar{x}\pm S$)表示,组间数据比较是否有显著差异用方差分析。

(3)实验结果

由表 4-1、图 4-1 可知,SHR 大鼠的血压明显比 WKY 大鼠高($P<0.01$),表明 SHR 大鼠原发性高血压模型成立;实验前,SHR 大鼠空白组和夏膝口服液高、中、低剂量组,卡托普利组血压无明显差异。实验 8 周后,WKY 组大鼠血压基本不变,而各给药组分别与 SHR 空白组大鼠相比较,血压均有不同程度的降低,差异有极显著性意义($P<0.01$)。其中卡托普利组降压幅度最大,与夏膝口服液中、低剂量组相比有显著性差异($P<0.05$),而与高剂量组比较则无明显差异($P>0.05$)。

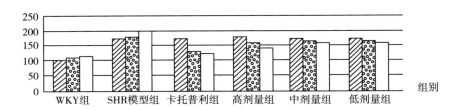

图 4-1　实验前后各组大鼠血压变化情况

表 4-1　实验前后各组大鼠血压变化情况（$\bar{x}\pm S$，单位 mmHg）

组别	数量(只)	实验前	实验 4 周	实验 8 周
WKY 组	9	109.7±8.65▲	113.8±9.03▲☆	115.2±8.91▲
SHR 空白组	8	181.6±9.38	186.5±7.15☆	204.5±8.51*☆
卡托普利组	10	181.5±10.51	143.7±7.42**▲	138.1±8.54**▲
高剂量组	10	182.1±8.03	I63.4±11.38*▲☆	149.3±9.93**▲

续表

组别	数量(只)	实验前	实验 4 周	实验 8 周
中剂量组	9	181.3±9.05	171.2±9.83☆	163.7±9.63 * ▲ ☆
低剂量组	9	180.9±9.27	176.9±8.80☆	167.5±9.38▲ ☆

注：与实验前血压比较，*$P<0.05$，* *$P<0.01$；与 SHR 空白组血压比较▲$P<0.01$；与卡托普利组血压比较，☆$P<0.05$

3.2　实验二　夏膝服液对 SHR 血浆肾素、血管紧张素Ⅱ的影响

（1）实验材料

①实验动物

同实验一。

②实验药品

同实验一。

③主要试剂和仪器

血浆肾素活性放免试剂盒，购自解放军总医院科技开发中心放免研究所；

血管紧张素Ⅱ放免试剂盒，购自解放军总医院科技开发中心放免研究所；

FJ-2003PS Y 放射免疫记数器，西安核仪器厂生产；

京立 LDZ5-2 离心机，北京医用离心机厂生产；

闵行 WH-851 旋涡混合器，上海环宇仪器厂生产；

金怡 MM-2 微量振荡器，中国金坛市医疗仪器厂生产。

（2）实验方法

①实验分组及给药

同实验一，给药时间为 8 周。

②实验步骤

连续给药 8 周，末次给药后禁食(不禁水)24 h，用 20% 乌拉坦，按 0.4 mL/100 g 的剂量腹腔注射麻醉，分离腹主动脉，取血各 2 mL 分别置于预冷的含抑肽酶、EDTA 抗凝管中，在 4℃ 以下以 3 000 转/min 离心 10 min，分离出血浆，−20℃ 保存待测。

a. 血浆肾素活性的测定，实际上是测定血浆中血管紧张素 Ⅰ 的产生速率，即用双份血浆，一份让其直接与抗体反应，测其 Ang Ⅰ 的浓度，称作对照管；另一份在 37℃ 温育 30 min 后，再让其与抗体反应，测其 Ang Ⅰ 的浓度，称为测定管。测定管 Ang Ⅰ 的浓度减去对照管 Ang Ⅰ 的浓度并除以温育时间，则为单位时间内 Ang Ⅰ 的产生速度，称之为肾素活性。

b. 血管紧张素 Ⅱ 水平的测定，采用均相竞争法直接测定标本中 Ang Ⅱ 的含量。

上述操作均严格按照试剂盒使用说明书进行，待加样操作结束后混匀，室温放置 15 min，离心(3 500 转/min)15 min，吸上清液测定各管沉淀的放射性计数 cpm，并由 Υ 放射免疫记数器预先编制的程序直接给出有关参数、标准曲线和样品浓度。

③统计学处理

采用 SPSS11.5 软件进行处理，实验数据用均数加减标准差($\bar{x}±S$)表示，组间数据比较是否有显著差异用方差分析。

(3)实验结果

由表 4-2、图 4-2、图 4-3 可知，PRA 在 WKY 组和 SHR 空白组之间无明显差异，而在中药高、中剂量组及卡托普利组均升高，尤以卡托普利组升高显著（$P<0.05$）。血浆 Ang Ⅱ 浓度，SHR 空白组显著高于 WKY 组、卡托普利组和夏膝口服液高剂量组（$P<0.01$），而卡托普利组与夏膝口服液高剂之间则无明显差异（$P>0.05$）。

表 4-2　夏膝口服液对各组大鼠 PRA、Ang Ⅱ 的影响（$\bar{x}\pm S$）

组别	数量（只）	PRA（ng/mL）	Ang Ⅱ（pg/mL）
WKY 组	9	2.73±0.70*	453.44±77.64▲
SHR 空白组	8	3.34±0.53*	727.73±82.26☆
卡托普利组	10	4.27±0.68*	471.26±68.81▲
高剂量组	10	3.57±0.46	567.02±85.77▲
中剂量组	9	3.38±0.67	640.1±87.74☆
低剂量组	9	3.28±0.67	699.27±81.66☆

注：①PRA 测定：与 SHR 空白组比较，*$P<0.05$；与卡托普利组比较，*$P<0.05$；②Ang Ⅱ 测定：与 SHR 空白组比较▲$P<0.01$；与卡托普利组比较，☆$P<0.05$。

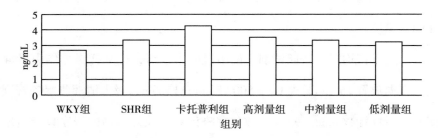

图 4-2　夏膝口服液对各组大鼠 PRA 的影响

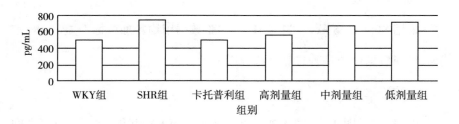

图 4-3　夏膝口服液对各组大鼠血浆 Ang Ⅱ 的影响

3.3 实验三 夏膝口服液对 SHR 心/体、肾/体比值的影响

（1）实验材料

①实验动物

同实验一。

②实验药品

同实验一。

③主要仪器

瑞士产 AE-200 型电子分析天平。

（2）实验方法

①实验分组及给药

同实验一，给药时间为 8 周。

②实验步骤

连续给药 8 周，末次给药后禁食（不禁水）24 h，称取重量并做记录，用 20%乌拉坦，按 0.4 mL/100 g 的剂量腹腔注射麻醉，继腹主动脉取血后，剪切心脏，去除心脏表面的大血管残根；剪切双侧肾脏，去除肾门部的多余组织；用滤纸吸干心脏、肾脏表面的水分。以高精确度电子天平称取重量，计算心/体、肾/体比值。

③统计学处理

采用 SPSS 11.5 软件进行处理，实验数据用均数加减标准差（$\bar{x} \pm S$）表示，组间数据比较是否有显著差异用方差分析。

（3）实验结果

由表 4-3、图 4-4 可知，SHR 空白组与用药各组相比心脏及肾脏的重量均有明显的增加，说明药物治疗能够延缓由于心肌肥厚导致的心脏

重量增加，减缓慢性肾小球硬化的进程，起到保护肾脏的作用。夏膝口服液高剂量组、卡托普利组的疗效明显优于夏膝口服液中、低剂量组，与SHR空白组比较有极显著性差异（$P<0.01$），而夏膝口服液高剂量组与卡托普利组之间则无明显差异（$P>0.05$）。

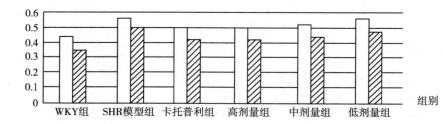

图4-4　夏膝口服液对各组大鼠心/体、肾/体比值的影响

表4-3　夏膝口服液对各组大鼠心/体、肾/体比值的影响（$\bar{X}\pm S$）

组别	数量（只）	心/体（g/100g）	肾/体（g/100g）
WKY组.	9	0.46±0.02**	0.38+0.02**
SHR空白组	8	0.59±0.05	0.53+0.03
卡托普利绪	10	0.52±0.03**	0.45+0.02**
高剂量组	10	0.53±0.04**▲	0.46±0.03**▲
中剂量组	9	0.55±0.04*	0.48+0.04*
低剂量组	9	0.58±0.04	0.51+0.04

注：与SHR空白组比较，*$P<0.05$，**$P<0.01$；与卡托普利组比较，▲$P>0.05$。

3.4　实验四　夏膝口服液对SHR心肌及肾脏组织形态的影响

（1）实验材料

①实验动物

同实验一。

②实验药品

同实验一。

③主要仪器

双目显微镜，Olympus，日本；

自动脱水机，Leica，德国；

烤片机，Leica，德国；

摊片机，Leica，德国；

切片机，Leica，德国；

包埋机，Leica，德国；

超薄切片机，Leica，德国。

（2）实验方法

①实验分组及给药

同实验一，给药时间为 8 周。

②实验步骤

a. 组织取材：

将实验三中称取后的心脏沿房室环剪去心房及右室游离壁，余下的组织为室间隔、左室游离壁。取左室游离壁中部横断面心肌组织块留做 HE 染色，置于 4% 多聚甲醛溶液。

将实验三中称取后的肾脏组织置于 4% 多聚甲醛溶液，留做 HE 染色。

b. 石蜡切片：

将取下的组织块投入预先配好的固定液（10% 福尔马林）中，使组织、细胞的蛋白质变性凝固，以防止细胞死后自溶或细菌分解，从而保持细胞本来的形态结构；

用由低浓度到高浓度的酒精作脱水剂，逐渐脱去组织块中的水份。再将组织块置于既溶于酒精，又溶于石蜡的透明剂二甲苯中透明，以二甲苯替换出组织块中的酒精；

将已透明的组织块置于已溶化的石蜡中，放入溶蜡箱保温，待石蜡完全浸入组织块后进行包埋。将已溶化的石蜡倒入事先制备好的容器中，迅速夹取已浸透石蜡的组织块放入其中，冷却凝固成块即成；

将包埋好的蜡块固定于切片机上，切成 3 微米厚的薄片。切下的薄片放入加热的水中烫平，去除皱褶，再贴到载玻片上，放 45℃ 恒温箱中烘干。

c. HE 染色：

将烘干后的石蜡切片浸入二甲苯Ⅰ、Ⅱ脱蜡各 10 min；

切片浸入无水酒精Ⅰ、Ⅱ中各 5 min；

切片依次浸入 95%、90%、80%、70% 酒精中各 2 min；

切片经流动的自来水冲洗 3 min；

切片经蒸馏水冲洗 2 次；

切片浸入苏木精染液中染色 7 min；

用 1% 盐酸酒精溶液分化 3~5 s；

切片浸入流动的自来水冲洗；

切片浸入 0.5% 水溶性伊红溶液中 3 min；

切片浸入 95% 酒精中 10 min；

切片浸入无水酒精Ⅰ、Ⅱ中各 5 min；

切片浸入二甲苯：酒精（1：1）溶液中 2 min；

切片浸入二甲苯Ⅰ、Ⅱ中各 10 min；

中性树胶封片，显微镜观察。

（3）HE 染色结果

①夏膝口服液对心肌组织形态的影响

光镜下可见，WKY 组大鼠心肌细胞排列整齐，心肌细胞核呈蓝色，胞浆呈粉红色，胶原不着色；SHR 空白组大鼠心肌纤维断裂排列紊乱，部分心肌肿胀间隙不清，有些出现较为明显的大面积心肌水样变性，细胞内容物成颗粒状，断裂融合，甚至有坏死，血管壁增厚；夏膝口服液低剂量组有所改变，但不是很明显；高、中剂量组上述病变程度较轻；卡托普利组也可以减轻上述心肌细胞的病理损伤，作用与中药高剂量组相似。

②夏膝口服液对肾脏组织形态的影响

WKY 组大鼠肾小球、叶间动脉结构正常，肾小管排列整齐，无任何异常病变；SHR 空白组大鼠可见肾小球轻度肿大，肾小动脉管壁增厚，动脉周围间质细胞增生，肾皮质内有炎性渗出和炎性细胞浸润，动脉周围可见到胶原纤维增多，动脉的肌层肥厚、内膜纤维组织增生，管腔狭小甚至闭锁，个别肾小球轻度萎缩，局灶性间质细胞增生，以肾小球周围为多，肾小球表现为不同程度的肥大，肾小管相应肥大；夏膝口服液高剂量组和 SHR 空白组比较差异明显，除部分间质细胞轻度增生外，大部分可见肾小球基本恢复正常，周围未见明显间质细胞增生，炎性细胞和炎性渗出以及胶原增生不明显，未见肾小球增大和萎缩；夏膝口服液中剂量组可见到轻度间质细胞增生，肾小球结构基本正常；夏膝口服液低剂量组肾小管间质可见炎性细胞和炎性渗出；

卡托普利组肾小球结构正常，肾小管排列整齐，有的可见间质细胞增生和轻度炎性渗出。

4. 典型验案

例1：袁××，女，60，就诊日期：2014年1月2日。

主诉：头晕伴乏力20余天。

现病史：该患出现上症，近期未治疗。头晕，乏力，胸闷，气短，心悸，背痛，不耐寒热，烘热汗出，心烦，口干，口涩，太息，耳鸣，稍腰部不适，时恶心，易感冒，纳差，眠可，二便可，舌尖红，苔白浊腻，脉沉弦。

既往史：月经史16—48，否认高血压史。

辅助检查：未做心电图，BP：130/80 mmHg。

诊断：中医诊断：眩晕（阳虚挟瘀，痰热内阻，虚实夹杂证）。

西医诊断：美尼尔氏综合征。

治疗原则：温阳散寒，化痰祛瘀。

处方：制附子15 g（先煎），山药30 g，红参6 g（吞），炙甘草10 g，沉香3 g，怀牛膝20 g，龙骨30 g（先煎），牡蛎30 g（先煎），磁石30 g（先煎），紫石英30 g（先煎），坤草30 g。6付水煎服。

二诊：患者服药后，头晕明显改善，胸闷、乏力、口干减轻，耳鸣消失。现仍稍有头晕，心悸，心慌，时胸闷，仍乏力，烘热汗出，稍手足热，稍口干、口苦，心烦，太息，恶凉食，腰酸痛，纳呆，眠时差，二便可，舌红，有裂纹，苔薄黄腻，脉弦弱。

处方：制附子15 g（先煎），山药30 g，红参6 g（吞），炙甘草10 g，沉香3 g，怀牛膝20 g，龙骨30 g（先煎），牡蛎30 g（先煎），磁石30 g（先煎），紫石英 30 g（先煎），坤草 30 g，石菖蒲 15 g，郁金 10 g，茵陈 30 g。6 付水煎服。

三诊：继服 6 剂后，头晕减轻。患者仍心慌，胸闷，气短，乏力，烘热汗出，时口苦，手足热，心烦，太息，胃胀痛，烧心，时头晕，腰酸痛，纳差，眠差，大便干日一次，小便可，舌红，苔薄腻，脉沉弦细弱。

处方：制附子 15 g（先煎），山药 30 g，红参 6 g（吞），炙甘草 10 g，沉香 3 g，怀牛膝 20 g，龙骨 30 g（先煎），牡蛎 30 g（先煎），磁石 30 g（先煎），紫石英 30 g（先煎），坤草 30 g，石菖蒲 15 g，郁金 10 g，茵陈 30 g，生黄精 50 g，生甘草 50 g。6 付水煎服。

按语：该病主要以肾阳亏虚为主，肾阳不足不能蒸腾津液肾精充盈脑髓，脑海空虚则发眩晕；另随着病情发展，痰浊内生，上蒙清窍，而致脑海气血运行不畅引起眩晕。第一诊中患者乏力、气短、腰酸痛为主，故方用制附子、山药、怀牛膝、红参、炙甘草温补脾肾，龙骨、牡蛎、磁石、紫石英温阳潜阳，益母草、沉香行气活血。第二诊中，患者见有头晕、苔薄黄腻，显然痰热加重，故加石菖蒲、郁金、茵陈祛痰开窍泄热。第三诊中，患者头晕减轻，见心慌胸闷，故方中加生黄精、生甘草，此两味药在药理上有明显减慢心率的作用。诸药合用，疗效显著。

例 2：张××，男，69，就诊日期：2014 年 2 月 10 日。

主诉：头晕、头胀 3 年余。

现病史：该患出现上症，曾就诊于本院，诊断：脑梗、颈椎病。现症：头晕，头胀，时恶心，时头痛，时心慌，背痛，乏力，怕冷，手足心热，烘热汗出，心烦，口干，口苦，时太息，时烧心，腰痛，耳鸣，四肢麻木，纳可，眠差，小便频，4 次/夜，大便可，舌瘀暗，苔薄，脉沉弦弱。

既往史：脑梗死、颈椎病。

辅助检查：暂无。

诊断：中医诊断：眩晕(阴阳两虚)。

西医诊断：脑梗死。

治疗原则：滋阴潜阳，安神定眩。

处方：制附子 15 g$^{(先煎)}$，炙甘草 15 g，山药 30 g，茯苓 30 g，泽泻 15 g，红参 6 g，沉香 3 g，砂仁 10 g，牛膝 15 g，龙骨 30 g$^{(先煎)}$，牡蛎 30 g$^{(先煎)}$，磁石 30 g$^{(先煎)}$，炒枣仁 30 g。6 付水煎服。

二诊：2014 年 2 月 18 日。服上药后仍头晕，头胀，时头痛，四肢麻木，乏力，背痛，怕冷，手足心热，烘热汗出，心烦，口干，太息，打嗝，烧心，腰痛，耳鸣，纳可，眠改善，大便可，小便频，舌青紫瘀暗，苔薄，脉沉弦。

处方：上方加紫石英 30 g$^{(先煎)}$，泽泻加至 30 g，龟板 30 g$^{(先煎)}$，鳖甲 30 g$^{(先煎)}$，九节菖蒲 30 g，远志 10 g，磁石加至 60 g$^{(先煎)}$，黄芪 60 g，二术各 15 g。6 付水煎服。

三诊：2014 年 2 月 27 日。服上药头胀好转，仍有踏棉花感，四肢麻木，耳鸣，心悸，乏力，烘热汗出，手足心热，口干，心烦，太息，胃胀，时有烧心，腰痛，纳可，眠改善，大便可，小便 4~5 次/夜，舌青紫，苔薄黄腻，脉沉细弱。

处方：上方去紫石英、红参。10 付水煎服。

按语：该患者以"头晕、头胀 3 年余"为主诉，故可辨病为眩晕病，患者平素急躁易怒，肝阳亢盛，日久损阴，导致阴虚，阴虚日久，损伤阳气，故见阴阳两虚之证。方中制附子可补益阳气；炙甘草调和诸药；山药可补虚羸，补中，益气力，强阴；茯苓淡渗健脾，并助山药之健运；泽泻利湿泄浊；红参补气滋阴、养心安神；沉香、砂仁健运脾胃；牛膝补益肝肾、引血下行；龙骨、牡蛎、磁石具有潜阳之功，可引浮越之阳气入于阴分；酸枣仁敛肝血、安心神。二诊中加入紫石英以镇心安神；龟板、鳖甲滋阴潜阳；九节菖蒲、远志安神；黄芪、白术、苍术益气健脾。

> **例 3**：李××，男，33，就诊日期：2015 年 5 月 28 日。

主诉：头晕 3 年。

现病史：患者诉上症，2007 年于当地诊所测量血压，发现血压升高，最高血压达 170/120 mmHg，现口服拜新同日 1 片，络活喜日 5 mg。刻：头晕，头胀，时头痛，颈项僵痛，时腰痛，目干，口干苦，心烦，纳眠可，二便调，舌尖红，体淡青，苔白浊，脉沉弦。

既往史：无。

辅助检查：BP：130/100 mmHg。

初步诊断：中医诊断：眩晕(肝肾阴虚，肝阳上亢)。

西医诊断：高血压病(3 级，高度危险组)。

处方：夏膝方加减。

夏枯草 30 g，川牛膝 30 g，茺蔚子 15 g，白菊花 10 g，草决明 30 g，珍珠母 30 g(先煎)，生杜仲 15 g，川断 15 g，桑寄生 15 g，丹参 30 g，砂仁 10 g，檀香 5 g，川芎 10 g，羌活 10 g，枳壳 10 g，桔梗 10 g。6 付水

煎服。

二诊：2015 年 6 月 4 日。服上药，头晕、眼花、头痛好转。现：偶头晕，劳累后颈项痛，稍口干口苦，稍目干，时心烦，纳眠可，二便调，舌淡青，苔薄白，脉沉弦。BP：150/110 mmHg。

处方：夏枯草 30 g，川牛膝 30 g，茺蔚子 15 g，白菊花 10 g，草决明 30 g，珍珠母 30 g^{（先煎）}，生杜仲 30 g，川断 30 g，桑寄生 30 g，丹参 30 g，砂仁 10 g，檀香 5 g，川芎 10 g，青皮 10 g，枳壳 10 g，焦栀子 10 g，全蝎 5 g。8 付水煎服。

三诊：2015 年 6 月 16 日。服上药，仍偶头晕，颈项痛，少口干口苦，时目干，纳眠可，二便调，舌淡青，苔薄白，脉沉弦。BP：136/100 mmHg。

处方：夏枯草 30 g，川牛膝 30 g，茺蔚子 15 g，白菊花 10 g，草决明 30 g，珍珠母 30 g^{（先煎）}，生杜仲 30 g，川断 30 g，桑寄生 30 g，丹参 30 g，砂仁 10 g，降香 10 g，川芎 10 g，青皮 10 g，枳壳 10 g，焦栀子 10 g，全蝎 5 g。6 付水煎服。

按语：高血压是心血管内科常见病症，更是心脑血管疾病的高危险因素。随着近年来高血压的发病率逐年上升，合并心脑血管疾病死亡人数有增无减，高血压的治疗越来越引发人们的重视与思考。

高血压发病率的控制与疾病的治疗，不仅是医学与社会发展的双重压力，更是患者的生理与经济的双重负担。西医治疗高血压的基础方案，便是降压药物的应用。虽然其降压效果立竿见影，但是在改善伴随高血压出现的头晕、头痛等症状上效果不尽人意，并且患者需要长期服用降压药物，一旦停药便会出现血压反弹的情况，同时不良反应也是时有发生。在高血压的治疗上，能够降低血压兼顾改善临床症状是关键，血压的控制能够预防心脑血管疾病的发生，一定程度上降低临床死亡率，从而提高患者的生活质量。

针对目前西医临床治疗存在的矛盾与不足，中医学的作用与优势逐渐显现。中医治疗高血压具有独特优势，注重"整体观念"与"辨证论治"，从阴阳平衡、脏腑和谐出发，强调治疗疾病立足根本，做到标本同治，在降压的同时兼以改善相关临床症状，并且中医治疗注重"治未病"，在血压数值未进一步升高，临床合并危险因素少时，控制血压，防治疾病继续变化。在此理论的指导下，中医在临床治疗高血压时讲求因人制宜，运用传统中药组方配伍，从而平衡阴阳，调和脏腑，使人体达到天人合一的平衡，在降压的同时，更加注重临床症状的缓解与改善。大量临床研究结果表明，中药降压不仅效果显著，并且降压平稳、安全，无明显不良反应，与西药合用能够降低长期服药所产生的不良反应。由此可见，中医治疗高血压不仅拥有广阔的市场前景，对于高血压患者而言更是意义深远。

黄永生教授临床辨治高血压患者，主方为夏膝方，方中君药夏枯草，别名麦穗夏枯草、麦夏枯、乃东。来源：本品为多年生唇形科植物夏枯草的干燥果实。性味：苦、辛、寒。主治：清肝泄火，通络散结，消肿解毒。《中国药典》：夏枯草为清肝火、散郁结的要药。《本草衍义补遗》认为夏枯草具有补养血脉的功效。化学成分：主要为三萜类化合物、固醇和类黄酮，其次为香豆素、苯基丙烷、多糖和挥发油。现代药理研究表明，夏枯草具有抗病毒、抗菌、抗炎、免疫调节、抗氧化、抗肿瘤、降压和降血糖的功能，而发挥作用的主要活性成分是三萜、酚酸，类黄酮和多糖。复方夏枯草的石油醚部分具有确切的降压活性作用。

臣药牛膝，别名怀牛膝、山苋菜、牛磕膝。来源：本品为苋科植物牛膝的干燥根。性味：苦、酸、平、无毒。主治：活血通经，补肝益肾。《本草备要》：酒蒸则益肝肾，生用可以散恶血，破癥结。《本草衍义补遗》：牛膝具有活血通络、通经散瘀之功，能够引诸药下行。化学成分：该品包括非挥发性化合物，木脂素，脂肪酸，炔属化合物，植物甾醇，多糖，咖啡酰奎尼酸衍生物，类黄酮，萜类化合物和挥发性化合物，羧酸和脂肪酸，单萜和倍半萜。现代药理研究表明，牛膝具有抗癌，抗糖尿病，抗氧化，抗菌，抗过敏和抗炎作用。另有研究显示牛膝水煎液具有降压及利尿作用。

茺蔚子，别名野黄麻、苦草子、六角天麻。来源：本品为唇形科一年生植物益母草的干燥成熟果实。性味：味甘，辛，性微寒，无毒。朱震亨曰："茺蔚子活血行气，具有补阴之功，故名益母。"《本经》：夏枯草可以明目益精，性甘可温和养血，而其入药部位为子，沉重，诸子皆降又可直达下焦，故为补益肾阴之用。化学成分：本品包含呋喃二萜，生物碱类，甾醇，环烯醚萜，类黄酮，熊果酸。现代药理研究：本品具有心脏保护，抗氧化，抗癌，镇痛，抗炎，神经保护和抗菌作用。茺蔚子水浸出液或醇-水浸出液具有轻微降压作用。茺蔚子所含成分茺蔚子油，具有治疗原发性高血压的临床作用，且临床效果较好。

患者一诊以头晕、头胀为主要症状，同时合并有肝血不足的目干，另阴虚生内热会出现口干苦、心烦，结合舌尖红，体淡青，苔白浊，脉沉弦辨证为肝肾阴虚、肝阳上亢。方用夏膝方平肝潜阳，同时应用潜镇之珍珠母，加用补肝肾之杜仲、川断、桑寄生，由于久病入络，故加入丹参饮，同时辅以行气之品；二诊患者头晕、眼花、头痛好转，上方去桔梗、羌活，加青皮10 g、焦栀子10 g、全蝎5 g，以行气降火，同时增加补益肝肾之力，将生杜仲、川断、桑寄生均加至30 g；三诊患者诸症均有所好转，上方易檀香为降香，继服6剂而痊。

例4：刘××，男，73，就诊日期：2015年6月6日。

主诉：头晕1年，加重3个月。

现病史：患者自述上症。2012年于当地县医院就诊，诊为"高血压病"，最高血压200/110 mmHg，现口服拜新同日1片，硝苯地平控释片日30 mg，苯磺酸左旋氨氯地平片日5 mg，替米沙坦日40 mg。刻：头晕，目干，腰痛，纳眠可，二便调，舌淡青紫，苔中后黄腻，有裂纹，有齿痕，脉沉弦。

既往史：糖尿病10余年，皮下注射甘舒霖早20 u，晚20 u。

辅助检查：BP：170/80 mmHg。

初步诊断：中医诊断：眩晕病(气阴两虚，瘀血内阻)。

西医诊断：高血压病3级(极高危险组)。

处方：夏枯草30 g，川牛膝30 g，茺蔚子15 g，莱菔子30 g，丹参30 g，降香10 g，砂仁10 g，三七6 g，黄芪30 g，白芍30 g，柴胡10 g，生晒参15 g^(单煎兑入)，生龙牡各30 g^(先煎)，代赭石30 g^(先煎)。8付水煎服。

二诊：2015年6月16日。服上药，头晕好转，腰痛改善。现：偶头晕，目干，左下腹喷嚏时疼痛，有包块，双下肢浮肿，纳眠可，二便可，舌青紫瘀暗，苔厚浊腻，脉弦细涩。2015.6.8左右，咳嗽、咳痰，质黏，色白，伴胸痛，右侧眼睛充血、发痒。BP：160/100 mmHg。

处方：夏枯草 30 g，川牛膝 30 g，茺蔚子 15 g，莱菔子 30 g，丹参 30 g，降香 10 g，砂仁 10 g，三七 6 g，黄芪 30 g，白芍 30 g，柴胡 10 g，生晒参 15 g（单煎兑入），生龙牡各 30 g（先煎），代赭石 30 g（先煎），草决明 30 g，珍珠母 30 g，黑丑 10 g，川芎 10 g，白菊花 10 g。6 付水煎服。

三诊：2015 年 6 月 24 日。服上药，头晕、目干、咳嗽、双下肢浮肿好转。现：偶乏力，时头晕，仍咳嗽，咳痰，质黏色白，咽痒，余无不适，纳眠可，大便溏，小便疼，舌淡青紫，苔厚浊，裂纹深，脉沉弦。

处方：夏枯草 30，川牛膝 30 g，茺蔚子 15 g，莱菔子 30 g，丹参 30 g，降香 10 g，砂仁 10 g，茵陈 30 g，黄芪 30 g，白芍 30 g，柴胡 10 g，生晒参 15 g（单煎兑入），生龙牡各 30 g（先煎），代赭石 30 g（先煎），草决明 30 g，珍珠母 30 g，黑丑 10 g，泽泻 30 g，白菊花 10 g，茯苓 30 g，猪苓 15 g。6 付水煎服。

按语：高血压是以动脉血压升高为主要特征，临床常见的非传染性慢性疾病，是临床高发病率疾病之一，常被称为"无声的杀手"。2018 版《欧洲动脉高血压管理指南》指出：根据诊室血压，估计 2015 年全世界的高血压患者人数为 11.3 亿。在 2015 年，全球人口年龄标化的患病率，男性为 24%，女性为 20%。高血压的这种高患病率在全世界是一致的，即发达国家与发展中国家几乎是相差无几。高血压随着老龄化日益加重变得更常见，在年龄大于 60 岁的人中患病率接近 60%。随着人群年龄增大、更多采取静坐的生活方式和其体重增加，世界范围内高血压的患病率将继续升高。至 2025 年，估计高血压患者的数量将增加 15% ~ 20%，达到接近 15 亿人。由此可见高血压的治疗不仅是医疗问题，更是牵动经济与社会发展的大问题。

　　历代医家和典籍对眩晕的论述和记载颇多。《内经》对其脏腑、病性归属方面均有记述，如《素问·至真要大论》认为："诸风掉眩，皆属于肝"，指出眩晕与肝脏关系密切；《灵枢·卫气》认为："上虚则眩"，《灵枢·口问篇》指出："上气不足，脑为之不满，耳为之苦鸣，头为之苦倾，目为之眩"，《灵枢·海论》认为："髓海不足，则脑转耳鸣"，此均属因虚致眩；此外，《内经》中提出，眩晕乃巅顶之疾，这些论述皆为后世论述眩晕提供了主要的理论依据。汉代张仲景在《内经》的基础上，对眩晕的病因病机以及辨证论治提出新的看法，发展了有关眩晕的基础理论，《金匮·痰饮咳嗽病脉证并治篇》中提出"心下有支饮，其人苦冒眩，泽泻汤主之"和"卒呕吐，心下痞，膈间有水，眩悸者，小半夏加茯苓汤主之"。这些关于痰饮致病的理论和治疗方法，为后世"无痰不作眩"的论述提供了理论依据，并开辟了"因痰致眩"及其治疗的先河，直到现在仍有效地指导着临床。金元对眩晕的认识有了新的发展，以金元四大家为首，刘河间认为肝风木旺，系金衰，风火属阳，从风火立论，故有眩晕而呕吐者，风热甚故也；朱丹溪以痰饮立论，曰："无痰不作眩"。而后至明代，张景岳则以虚立论，主张"无虚不作眩"，认为"眩晕一证，虚者居其八九，而兼火兼痰者不过十中一二耳"。清代陈修园则综合各家之说，阐明上述几个因素的相互关系，立论比较全面，认为眩晕应以虚实立论，"其虚者，言其病根，其实者，言其病象"可以作为本病从源到流发展状况的概括。总之，眩晕一证，多以《内经》"诸风掉眩，皆属于肝"和"髓海不足"为据，后世主火、主痰、主虚诸说，各有所侧重，临证不可偏执。

黄永生教授临床治疗高血压病，主要应用夏膝合剂加减治疗，夏膝合剂的主要方药组成为：夏枯草、牛膝、茺蔚子，治以调整肝肾、化瘀通络。夏膝合剂为黄永生教授根据高血压肝肾阴阳失衡、瘀毒内生的致病机制，结合多年经验总结而来。方中夏枯草性味苦寒，归肝、胆经，具有清肝泄火，散结活血通络的功效，可以平肝阳，调整肝肾的阴阳失衡，散结活血通络能使瘀滞于血脉的毒祛，为该方之君药。牛膝性味苦、甘酸，归肝、肾经，具有补益肝肾、滋阴潜阳、活血之功，加强了君药平衡肝肾之阴阳、活血通络祛瘀的功效，为该方臣药。茺蔚子味甘、微寒，归肝经，具有活血通经、补阴之能，为佐使药。三味药物相互作用，相辅相成，共奏调整肝肾阴阳、活血通络之效，使肝肾阴阳平衡，气血通畅，毒除而降压。夏膝合剂方虽小，但药味精，在药物的选择上，三味药均归属于肝经，兼具补阴活血之效，三药相辅相成，相互作用，体现了中医平衡阴阳、整体论治的思想。

患者一诊以头晕为主症，故辨病为眩晕，同时患者合并目干、腰痛等肝肾阴虚之象，舌质淡为气虚之候，结合舌淡青紫，有裂纹，有齿痕，脉沉弦，辨证为气阴两虚、瘀血内阻。方用夏膝合剂加减治疗，方中夏枯草、牛膝、茺蔚子平肝潜阳，加用白芍养血，生晒参益气，同时并用丹参饮以活血化瘀，8剂后头晕好转，腰痛改善，加用川芎以增加行气化瘀之力，加用白菊花、草决明、珍珠母以增加平冲降逆之功，6剂后头晕、目干、咳嗽、双下肢浮肿皆好转，去川芎，加茵陈、泽泻、茯苓、猪苓以利湿化痰。

参考文献

［1］刘春仙. 伏寒方对冠心病心绞痛"先天伏寒证"患者血清 IgA、IgG 影响的试验研究及流行病学遗传倾向调查［D］. 长春中医药大学，2015.

［2］马萍. 伏寒颗粒治疗冠心病心绞痛先天伏寒证的疗效观察及对血清 ACTH、皮质醇表达影响的实验研究［D］. 长春中医药大学，2010.

［3］田宇丹，黄永生. 伏寒颗粒治疗冠心病稳定型心绞痛临床分析［J］. 中国中医药现代远程教育，2015，13(13)：11-13.

［4］魏岩. 冠心病心绞痛先天伏寒证代谢组学的初步研究［D］. 长春中医药大学，2011.

［5］崔英子. 从"先天伏寒"论治冠心病及其与神经内分泌免疫相关因子关系的研究［D］. 长春中医药大学，2010.

[6]姜丽红.基于"先天伏寒"病因所致"先天伏寒证"人的血清蛋白组学研究[D].长春中医药大学,2015.

[7]黄永生.从肝肾失调、毒伤血络辨治高血压病[C].第九次全国中医心病学术研讨会论文精选.[出版者不详],2007:30-33.

[8]魏岩,黄永生.夏膝口服液对自发性高血压大鼠血清儿茶酚胺影响的实验研究[J].吉林中医药,2008(03):219-220.

[9]曹亚丽,黄晶.浅谈黄永生教授对心身医学的认识[J].中医临床研究,2012,4(09):43-44.

[10]姜丽红,李俊,魏岩.黄永生治疗冠心病用药规律研究[J].中国中医基础医学杂志,2017,23(10):1405-1407.

[11]刘静秋,黄永生临床经验、学术思想研究.吉林省,长春中医药大学,2011-11-07.

[12]宋晶,李双双,许晓琳,刘爱东.刘爱东教授治疗冠心病便秘患者临床举隅[J].中西医结合心血管病电子杂志,2015,3(03):191-192.

[13]崔英子.夏膝口服液对自发性高血压大鼠血压及逆转左室肥厚作用的研究[D].长春中医药大学,2007.

[14]靳宏光,黄永生.夏膝口服液对自发性高血压大鼠肾素、血管紧张素Ⅱ水平的影响[C].吉林省中医药学会心病专业委员会成立暨第一次学术研讨会论文集.[出版者不详],2007:107-114.

[15]樊春晖.基于数据挖掘系统总结全国名老中医黄永生教授治疗慢性心衰用药规律[D].长春中医药大学,2021.

[16] 靳宏光，柳春辉，张天时. 黄永生教授运用救心汤治疗顽固性心力衰竭验案举隅[J]. 世界中西医结合杂志，2021，16（02）：267-269+273.

[17] 李证，贾云洛，黄永生. 黄永生教授治疗慢性心衰验案[J]. 中西医结合心血管病电子杂志，2018，6(31)：190+192.

[18] 黄永生. 冠心病心绞痛临床诊治体会[J]. 长春中医学院学报，2005，21(1)：16-17.

[19] 刘静秋，刘爱东. 黄永生临床经验辑要[M]. 长春：吉林科学技术出版社，2011.

[20] 历佳. 稳心 1 号治疗亚健康状态（阴虚气滞候）的临床观察[D]. 长春：长春中医药大学，2013.

[21] 褚雪菲. 稳悸合剂治疗冠心病室性期前收缩（阴虚 A 气滞候）60 例临床观察与研究[D]. 长春：长春中医药大学，2007.

[21] 黄永生，郭家娟，邓悦等. 先天伏寒证理论内涵及其对临床指导意义[J]. 实用中医内科杂志，2007(6)：3-4.

[22] 田宇丹，张敏. 黄永生教授应用"先天伏寒病因理论治疗冠心病学术思想解析[J]. 中国中医药现代远程教育，2015，13（12）：30-32.

[23] 邓悦，郭家娟，李红光等. 从中医伏邪病因论治冠心病的思考[J]. 长春中医药大学学报，2007，23(6)：1-2.

[24] 赵萍萍，赵娣，王特等. 黄永生教授治疗冠状动脉粥样硬化性心脏病临床验案举隅[J]. 中西医结合心血管病电子杂志，2019，7(25)：168.

[25]褚雪菲，刘道龙，黄永生．五脏皆令心痛[J]．中医药学刊，2006（12）：2298-2299.

[26]朱星，黄永生．黄永生教授伏寒方临床运用经验[J]．时珍国医国药，2017，28(6)：1476-1477.

[27]郑大为，牟宗毅，靳宏光．黄永生先天伏寒理论与伏寒方应用[J]．中国中医药信息杂，2019：112-113.

[28]张晓华．黄永生稳心2号方治疗冠心病心绞痛临床80例观察[J]．中国社区医师(综合版)，2005(6)：44-46.

[29]崔英子，郭家娟．黄永生从先天伏寒论治冠心病心绞痛126例临床观察[J]．中医杂志，2014，21(09)：516-519.

[30]熊丽辉．黄永生中医药论治亚健康的概述[J]．长春中医学院学报，2004，20(1)：62-63.

[31]靳宏光，牟宗毅，魏岩．基于中医传承辅助平台探讨黄永生教授治疗动脉粥样硬化相关疾病的用药规律[J]．中国中医急症，2020，29(5)：793-796.

[32]赵萍萍．黄永生教授瘀能化水学术思想治疗动脉粥样硬化性疾病用药规律研究[D]．长春长春中医药大学，2020.